체형 교정으로
통증에서 멀어지는 **초간단
셀프
마사지**

체형 교정으로
통증에서 멀어지는

초간단
셀프
마사지

| 송숙현 지음 |

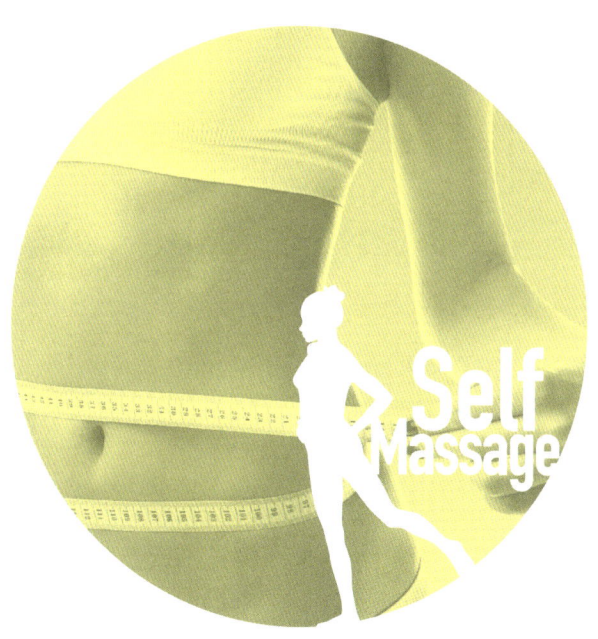

나비의 활주로

· 서문 ·

하루 10분,
내 몸에 투자하라

요즘 현대인들은 어른, 아이 구분할 것 없이 크고 작은 통증을 안고 살아가고 있다. 이유인즉 같은 자세를 매일 반복하는 생활습관으로 인해 몸이 불균형해졌기 때문이다. 바르지 못한 자세는 거북목, 척추측만, 골반 뒤틀림 등 여러 근골격계의 질환을 부른다. 이러한 체형 불균형은 여기서 멈추지 않고 만성 통증으로 이어져 집중력과 효율성까지 떨어뜨린다.

체형교정센터를 찾는 사람들은 대부분 얼굴 표정이 밝지 않다. 이들은 하루 종일 앉아서 작업해야 하는 데다 가중된 업무 스트레스를 해소할 길이 없어 목과 어깨 근육이 돌덩이같이 뭉쳐 있는 상태다. 특히 통증이 심각한 사람들은 짜증이 가득하다. 몸을 너무 안 움직여 근육의 힘이 미약해져 운동을 할 기운조차 없다. 마음먹고 운동을 하면 오히려 더 아프고 뻐근할 뿐이다. 우리가 살고 있는 오늘날의 안타까운 현실이다.

현대인들은 거의 앉아서 일을 하다 보니 등 근육이 늘어나 있고 앞쪽 복부 근육과 골반 근육은 짧아져 있다. 또한 엉덩이 근육은 체중에 눌려 약해지고, 다리 뒤쪽 근육은 단축되어 있어서 근육의 불균형이 초래된 상황이다. 이를 방치하면 근육에 문제가 생겨 몸의 유연성과 가동 범위가 제한된다. 탄력 있는 근육은 중력에 저항하고 있다. 그러나 근육을 잘 사용하지 않으면 근육의 탄력이 감소하면서 근육이 소실된다. 반대로 근육의 움직임은 몸을 살아 있게 해준다. 운동은 바른 체형을 먼저 만든 후 하는 것이 옳다. 우리 몸의 구조를 바르게 정렬하고 나서야 운동을 받아들일 수 있는 몸 상태가 되기 때문이다.

이 책은 시간이 없어 체형교정센터를 이용하기 어렵거나 체형 교정 후 유지 관리를 해야 하는 분들, 반복되는 자세습관으로 불균형해진 체형을 집에서 혼자 자가 교정하려는 분들을 위한 방법을 제시한다. 예를 들어 셀프 마사지법은 스스로 불편한 근육 부위를 자극해 근육의 가동 범위를 늘리는 방법이다. 근육별로 근막을 이완시켜 통증을 해소하는 효과를 주는 것은 물론, 근육을 강화시켜주는 체형별 자가 운동법으로 근육의 근력을 강화함으로써 궁극적으로 몸의 구조를 정렬하도록 돕는 것을 목적으로 한다. 덧붙여 수건으로 긴장된 근육을 스트레칭 하는 법 등을 수록했다. 스스로 할 수 있는 만큼 교정 비용과 시간을 모두 절약할 수 있는 경제적인 셀프 교정 비법이 될 것이다. 바른 몸을 만들기 위해서는 스스로 목표를 세우고 자신의 건강을 위해서 꾸준하게 실행해야 한다. 많은 분들이 자가 교정법을 통해 통증을 해소하고 바른 몸을 재정립하여 건강한 몸 상태를 되찾기 바란다.

   내 몸의 주인은 바로 나다. 내 몸을 위한 시간 투자야말로 미래를 밝게 만드는 현명한 발걸음이다. 건강한 몸은 곧 건강한 정신과 건강한 인생을 만든다. 건강을 잃고 나서 후회해도 아무 소용없다. 이 책을 통해 최소의 투자로 최대의 효과를 얻기 바란다.

송숙현

C.o.n.t.e.n.t.s

서문 하루 10분, 내 몸에 투자하라 · 004

1 왜 근육 밸런스가 중요한가?

많이 움직일수록 건강하다 · 013
우리 몸의 근육은 천연 코르셋이다 · 015
근육 문제의 신호는 통증이다 · 017
비대칭의 정체는 근육의 불균형이다 · 019
노화의 시작은 느슨해진 속 근육부터 · 021
근육은 스트레스에 반응한다 · 023
근육은 중력과 맞선다 · 025

2 근육의 불균형이 가져오는 체형의 변화

근육의 균형이 바른 자세를 만든다 · 031
얼굴 비대칭, 몸 상태를 말해주는 표지판이다 · 034
거북목, 체형과 외모 모두를 망친다 · 037
척추측만증, 누구도 예외일 수 없다 · 040
비틀어진 골반, 관절염을 일으킨다 · 043
휜 다리, 몸의 균형을 무너뜨린다 · 046
걸음걸이 이상, 체형 불균형의 징후다 · 049

Contents

3 통증에서 자유로워지는 셀프 근막 마사지

뒷목이 뻐근하고 어깨가 결릴 때 • 055
등과 허리가 아플 때 • 060
팔을 올리기 어려울 때 • 063
엉덩이가 아플 때 • 066
무릎이 아플 때 • 069
다리 저림과 부종이 있을 때 • 074
발바닥 아치가 아플 때 • 080
소화불량일 때 • 082

4 근육 밸런스를 되찾아주는 운동

거북목 운동 • 087
굽은 등 운동 • 093
척추 균형 운동 • 098
골반 균형 운동 • 107
다리 균형 운동 • 112
허리 균형 운동 • 117
기울어진 목 운동 • 122

5 수건 한 장으로 전신 스트레칭 하기

경추 목 근육 스트레칭	• 127
팔 근육 스트레칭	• 128
어깨 근육 스트레칭	• 129
옆구리 근육 스트레칭	• 130
허리 근육 스트레칭	• 131
허벅지 앞쪽 근육 스트레칭	• 132
허벅지 뒤쪽 근육 스트레칭	• 133
복부 근육 스트레칭	• 134

많이 움직일수록 건강하다 ● 우리 몸의 근육은 천연 코르셋이다 ● 근육 문제의 신호는 통증이다 ● 비대칭의 정체는 근육의 불균형이다 ● 노화의 시작은 느슨해진 속 근육부터 ● 근육은 스트레스에 반응한다 ● 근육은 중력과 맞선다

CHAPTER 1

왜 근육 밸런스가 중요한가?

많이 움직일수록 건강하다

현대인들의 움직임은 점점 줄어드는 추세다. 사무직이 늘어나면서 앉은 자세로 일하는 시간이 늘어나고, 차를 비롯한 각종 이동 수단이 발달하면서 걷는 빈도 또한 줄어들고 있다. 인체가 감각을 상실하는 이유는 다름 아닌 같은 자세를 반복하기 때문이다. 적절히 움직이지 않으면 인체는 녹슬어 망가진다는 말이다.

대다수의 사람들이 일상생활과 운동을 별개로 여기며 집과 회사가 아닌 피트니스 센터에서만 운동에 열을 올리는데 사실 평소에도 알게 모르게 우리는 운동을 하고 있다. 집안일과 같은 생활 속 작은 움직임도 하나의 신체 단련 과정에 속한다. 움직이는 생활습관은 매일 체조와 궤도를 같이한다고 할 수 있다. 그러므로 운동 시간을 일상생활과 따로 떼어놓고 생각할 필요가 없다. 자신의 몸에 관심을 두고 어떻게 움직이는지 인지하면 평상시에도 운동을 하는 셈이 되기 때문이다.

잘못된 자세로 고정된 습관은 근육의 교통 정체를 초래한다. 근육은 뼈에 붙어 있으니 근육이 움직이면 뼈도 따라간다. 결국 근육을 긴장시키는 자세는 뼈까지 틀어지게 만들 수 있다. 생활습관이 매일 체조로 활용되기는커녕 뼈가 틀어지고 근육이 노화되는 불쏘시개로 변질될 수도 있는 것이다.

자세 교정을 원하는 이들 중에는 특히 마른 체형이 많다. 근력이 부족하면 뼈대를 잡고 지탱하는 힘 역시 미흡해질 수밖에 없다. 그리고 불량한 자세가 되풀이되면 근력 상승은 요원한 일이 될뿐더러 근육과 관절도 틀어진다.

몸의 유연함과 뻣뻣함을 결정짓는 잣대는 결코 나이가 아니다. 선천적으로 우리 몸은 움직임에 최적화되어 있다. 올바른 자세로 몸을 사용하면 뇌세포가 성장하고 감정 또한 긍정적으로 변하는 원리다. 그러므로 나이를 탓할 게 아니라 평소에 자신이 어떤 자세를 취하는지 먼저 살펴볼 필요가 있다.

일상생활 속에서 운동을 실천하려면 일단 올바른 자세를 회복하는 것부터 시작해야 한다. 평소에 늘 운동을 한다는 생각으로 바른 자세로 움직이면 마른 체형과 노화 예방의 지름길이 될 것이다.

우리 몸의 근육은 천연 코르셋이다

여성이라면 한 번쯤 코르셋을 착용해본 경험이 있을 것이다. 코르셋은 허리 라인을 살려주고 군살이 없어 보이도록 하며 맵시를 한껏 살려준다. 우리 몸에도 이와 같은 천연 코르셋이 있다. 바로 근육을 감싸고 있는 얇은 막인 '근막', 어려운 말로 결합조직의 탄력섬유다.

근막은 우리의 온몸에 분포되어 있으며, 근육을 비롯한 내부구조를 보호하고 지지하는 역할을 한다. 근육이 수축하면 연결된 근육까지 당겨진다. 아무리 팽팽한 끈이라도 자주 잡아당기면 조직이 느슨해지기 마련인 것처럼 근육도 쓸수록 느슨해지는데 탄력을 잃으면 조직의 두께는 두꺼워진다. 천연 코르셋인 근막이 팽팽하게 잡아주지 않으면 점점 탄력성을 잃는 것이다.

  나이가 들면 근육의 양이 줄어들고 지방이 축적된다. 또한 근육의 수축력이 저하되며 관절의 가동 범위가 좁아진다. 몸이 뻣뻣해지고 관절에서 소리가 나는 증상은 근육이 느슨해졌다는 증거다. 그런데 우리의 신체는 유기적으로 연결되어 있기 때문에 한 곳에서 문제가 발생하면 다른 곳까지 영향을 미친다. 따라서 한 부위의 근육이 느슨해지면 결국 신체 비대칭을 초래하고 몸 전체에 비상등이 켜진다.

  우리 몸 전체를 받치는 힘은 근육에 있는데 근육의 퇴행을 막는 방법은 근력을 강화시키는 것이다. 근육이 강화되면 몸의 균형이 맞춰지고, 우리 몸의 모든 근육이 탄탄해지면 골고루 힘이 생긴다. 근력을 키우면 근막의 탄력성을 키우면서 근육의 노화를 방지하고 신체의 균형까지 꾀할 수 있는 셈이다. 그러므로 적절한 운동을 통해 체지방을 연소시키고 근육의 양을 늘려야 한다. 그러면 근육 조직이 탄탄해지며 근육 수축력이 좋아진다. 더욱이 혈액이 원활하게 흘러 세포 재생을 북돋우고 염증 물질을 제거한다. 우리 몸의 천연 코르셋인 근력, 즉 근막이 균형 잡힌 실루엣뿐만 아니라 피부 탄력까지 확보해주는 이유다.

근육 문제의 신호는 통증이다

요즘은 예전과 달리 나이에 상관없이 젊은 사람들도 근육통을 호소하는 경우가 늘어나고 있다. 그런데 병원을 찾아가도 이상 징후를 찾을 수 없다는 진단을 받곤 한다. 당사자는 심한 통증을 느끼는데도 말이다. 그러면 우선 통증만이라도 해결하려 진통제에 의존하게 된다.

통증은 불균형한 자세가 근육의 기능적 문제를 일으켰다는 증거다. 근육이 긴장하면서 유연성이 떨어지면 근육통이 생긴다. 긴장의 원인 중 하나는 스트레스인데 이는 근육을 뻣뻣하게 만들고 관절을 딱딱하게 변모시킨다. 이러한 근육통을 어린 나이부터 참아야 한다니 얼마나 끔찍한 일인가?

어느 날 초등학교 4학년 남자아이가 엄마와 함께 키코칭연구소를 방문했다. 사연을 들어보니 학교에서 친구와 의자 빼는 장난을 치다가 교실 바닥에 엉덩방아를 찧었다고 했다. 당시 꼬리뼈를 부딪치는 바람에 통증이 생겼고 그 후 아이는 구부정한 자세로 걸어야 했다. 앉을 때에는 아프지 않은 반대쪽으로 무게를 지탱하며 한쪽 엉덩이 근육만 사용했다. 이 상태로 몇 년이 흘렀고, 한쪽 허리 근육이 점점 단축되어 결국 척추측만 진단을 받았다. 엉덩방아로 바닥에 부딪혀서 뼈와 근육이 다쳤을 뿐만 아니라 그 영향으로 한쪽 근육만 사용하다 척추까지 휜 것이다.

긴장 상태가 반복되면 근육은 반사적으로 긴장한다. 그리고 이러한 근육의 이상 신호가 통증으로 나타난다. 비단 이 아이와 같이 다친 경우가 아니라고 해도 과도한 긴장은 통증을 유발할 수 있는 셈이다. 그러므로 스트레스 등 외부자극에서 오는 긴장을 스스로 제한하고 보호하는 능력을 기르려는 노력이 필요하다. 근육의 긴장 패턴을 인지하고 바른 자세를 유지하기 위해 노력해야 한다는 말이다.

통증은 근육이 보내는 신호이기에 절대 무시해서는 안 된다. 통증을 기준 삼아 균형이 맞도록 자세를 고쳐나간다면 정상적인 상태로 몸을 되돌릴 수 있을 것이다.

비대칭의 정체는 근육의 불균형이다

얼마 전 〈나는 몸신이다〉라는 TV 프로그램에서 한 정형외과 전문의가 "통증 때문에 병원을 찾은 환자들의 엑스레이나 MRI 검사 결과가 대부분 정상으로 나온다"며 "원인은 뼈가 아니라 근육 때문"이라고 말한 바 있다. 이어 "근육의 불균형으로 인해 어깨, 골반, 다리 근육 간의 비대칭이 유발될 수 있다"면서 다양한 운동법을 공개했다. 뼈가 정상이라 해도 근육이 비정상이라면 통증을 느낄 수 있는 셈이다.

근육의 불균형은 비대칭 체형을 만드는 주범이다. 불량한 자세가 근육에 점점 스트레스를 주고 염증이나 조직의 손상까지 초래할 수도 있다. 불량한 자세습관 때문에 생긴 근육의 비대칭 증상은 시간이 지날수록 악화되므로 하루빨리 벗어나는 게 상책이다.

좌우 근육의 균형이 맞지 않으면 한쪽으로 근육의 힘이 쏠린다. 움직일 때 어느 한쪽으로 무게가 기우는 것 같다면 체형이 틀어졌다고 볼 수 있다. 보통은 어깨 높낮이가 다르거나 양쪽 골반 높이가 다르게 나타난다. 더러는 한쪽 다리 길이가 더 길거나 짧은 경우도 있다. 한번 틀어지면 계속해서 한쪽으로만 중력이 집중되므로 주변 근막과 인대, 내부 장기에까지 악영향을 미친다. 그러므로 일상생활에서 무심코 취하는 자세습관부터 잘 살펴야 한다.

먼저 본인이 체형의 변화를 분석하고 근육 밸런스를 회복하기 위해 노력하는 움직임이 필요하다. 상체와 하체의 근육이 무너지면서 통증으로 이어지기 전에 바른 자세습관을 회복해야 한다는 말이다. 바른 자세는 근육과 골격이 바른 정렬 상태를 의미한다. 비대칭 관절과 근육을 바르게 정렬시켜 바른 자세를 유지하도록 노력하자. 더불어 근력을 강화하고 몸의 균형 또한 바로잡아주어야 한다.

노화의 시작은
느슨해진 속 근육부터

나이가 들면서 신체기능이 쇠약해지는 것이 노화다. 흔히 근육기능이 약화된 노인들만 구부정한 자세로 있을 거라고 생각한다. 그런데 사실 나이 든 사람만 자세가 굽은 것은 아니다. 요즘은 젊은이뿐만 아니라 어린이조차 노목처럼 굽어진 모습을 많이 볼 수 있다. 노화 때문이 아니라 매일 쌓여가는 근육의 긴장으로 인해 자세가 구부정해진 것이다.

  긴장한 근육은 딱딱하게 뭉치므로 움직임이 투박해진다. 그리고 이러한 패턴이 되풀이되면 전체 근육이 불균형해진다. 우선 앞쪽 가슴 근육이 줄어들고, 뒤쪽 등 근육은 느슨해져 늘어난다. 한번 풀어진 근육은 수축력을 잃기 마련인데 그러면 혈액의 영양공급이 막혀 근육이 점점 두꺼워진다.

이는 쉽게 피로를 느끼거나 무기력해지는 원인이 된다. 특히 구부정한 허리를 가지고 출산한 여성은 상당한 통증에 시달리는데 이 역시 잘못된 자세 때문이다. 출산 시 나오는 호르몬은 아이를 낳기 위해 근육을 느슨하게 만드는데, 이는 아이를 낳는 데 도움이 되긴 하지만 몸을 지탱하는 힘은 약하게 만든다. 엎친 데 덮친 격으로 원체 틀어진 체형에 근육 상태가 정상이 아니라면 이상 신호를 느낀 근육에 통증과 부종이 더해져 빨간불이 켜지게 되는 것이다.

구부정한 자세는 비단 노인들만의 문제가 아니다. 노인, 어린이 할 것 없이 근육이 느슨해지면 노화가 촉발된다. 탄력을 잃은 복부나 골반 근육은 건강 외에 미용 문제까지도 야기한다. 이를 극복하기 위해 다이어트에 열을 올리지만 많은 사람들이 실패하거나 요요현상에 시달린다.

근육을 바로잡지 않으면 아무리 운동을 해도 사상누각에 불과하다. 다이어트의 출발점은 근육을 탄탄하게 만들어 느슨해진 속 근육을 바로잡는 것이다. 근육이 몸을 코르셋처럼 탄탄하게 잡아주도록 하는 작업이 다이어트의 첫걸음이다.

근육은 스트레스에 반응한다

적당한 스트레스는 신체와 정신에 해가 아닌 활력을 돋운다고 알려져 있다. 스트레스를 받으면 아드레날린이 분포되는데 그 목적은 우리 몸을 보호하기 위해서다. 하지만 과도한 스트레스는 현대인의 적이자 근육을 망치는 지름길이다. 근육을 긴장시키고 이완능력을 저하시키기 때문이다.

우리 몸을 관장하는 뇌는 근육계도 통제한다. 뇌가 스트레스를 받으면 뇌와 근육 사이의 회로에 문제가 발생해 의식적으로 근육의 움직임을 통제할 수 있는 능력이 떨어진다. 뇌와 근육 간의 흐름이 막히면 어깨 근육에 긴장이 쌓이는데 이것이 반복될수록 뻣뻣해지면서 통증을 유발한다. 더군다나 뇌는 굳어진 근육상태를 당연한 상황으로 판단하고 불균형한 근육상태에 익숙해진다. 이후 습관화되면서 체형이 틀어지는 것은 당연한 수순이다.

뇌는 컴퓨터와 같아서 불균형한 자세가 학습되면 자동으로 그 자세를 취하도록 신호를 보낸다. 습관화되어 짧아진 근육과 가동 범위 이상으로 늘어난 근육은 의식적으로 극복하는 수밖에 없다. 잘못된 자세를 스스로 인지하고 학습된 습관을 점차 고쳐나가야 한다. 더불어 과도한 스트레스를 받지 않도록 평안한 마음을 유지하는 습관을 들여야 한다.

근육은 중력과 맞선다

지구에서 두 발을 딛고 서 있는 한 중력을 벗어날 수는 없다. 중력은 우리에게 필요한 존재인 동시에 피부를 늘어뜨리고 자세를 틀어지게 만드는 양면적인 힘을 지닌다. 나이를 먹을수록 근육의 양이 감소하기 때문에 점차적으로 중력을 감당할 기운이 사라지는데 근육이 약해지면 중력을 버텨낼 힘이 없다.

중력은 등 근육부터 약해지게 만든다. 등이 구부정해지면서 혈액순환이 악화되고, 결국 장기가 탄력을 잃으면서 뼈가 틀어지고 체형이 불균형해진다. 따라서 미리미리 대비하지 않으면 큰 코 다치기 십상이다. 그런데 운동이 필요하다는 사실은 누구나 알지만 중력의 저항을 이길 만큼 지속적으로 운동을 이어나가는 사람은 드물다.

  중력을 이기려면 근육의 힘을 길러야 한다. 등 근육을 비롯한 골격을 지지하는 근육을 강화해 신체의 안정성을 유지해야 하는 것이다. 운동이 가장 좋은 방법이겠지만 정렬되지 않은 몸으로 하는 운동은 되레 화를 부를 수도 있다. 첫 단추를 잘못 끼우면 나중에 배로 고생하는 수도 있기 때문이다. 더욱이 운동이 과하면 근육의 손상 내지 관절의 부상을 입을 수 있다. 잘못된 운동뿐만 아니라 과도한 운동 역시 금물인 것이다. 적당한 자극으로 운동을 하되 꾸준히 해야 한다.

  일상생활에서 틈틈이 스트레칭과 맨손체조를 하는 것도 좋은 방법이다. 잠시라도 부지런히 한다면 근육에 점점 힘이 쌓일 것이다. 근육이 약해지면 체형이 변하고 장기기능까지 약화되므로 중력에 백기를 들지 않고 꾸준히 운동할 것을 권한다. 바른 자세를 갖되 틈날 때마다 꾸준히 말이다.

잠자기 10분 전 스트레칭으로 숨은 키를 찾아라!

무중력 상태에서는 관절의 압박이 없어서 키가 자라게 된다. 하지만 우리는 하루 종일 중력을 받으며 관절의 압박을 받게 된다.

잠자기 10분 전에 하루 종일 압박받은 관절을 부드럽게 펴주는 스트레칭을 해주면 숨은 키 찾기에 도움된다.

근육의 균형이 바른 자세를 만든다 ● 얼굴 비대칭, 몸 상태를 말해주는 표지판이다 ● 거북목, 체형과 외모 모두를 망친다 ● 척추측만증, 누구도 예외일 수 없다 ● 비틀어진 골반, 관절염을 일으킨다 ● 휜 다리, 몸의 균형을 무너뜨린다 ● 걸음걸이 이상, 체형 불균형의 징후다

CHAPTER 2

근육의 불균형이
가져오는 체형의 변화

근육의 균형이 바른 자세를 만든다

올바른 자세는 근육과 골격이 균형을 유지하고 있을 때 가능하다. 근육의 균형이란 척추가 정상 곡선을 그리며, 하반신은 상반신의 체중을 받치는 정렬 상태를 말한다. 바른 자세는 다름 아닌 근육의 균형이 골자인 것이다. 근육의 길이가 짧고 근력이 제 기능을 발휘해야 근육이 균형을 이루어 신체가 정상적으로 움직인다.

근육의 불균형은 물론 잘못된 자세에서 기인한다. 환경적 요인이 근육의 길이와 근력을 제한해 신체의 움직임을 더디게 만든다. 근육이 긴장하면서 운동 범위를 좁히기 때문이다. 잘못된 움직임의 반복이 패턴으로 굳어지면 근육의 불균형이 지속되고 근육에 가해지는 스트레스가 가중된다. 이를 개

선하기 위해서는 근육을 짧고 강하게 만들면서 균형 회복에 역점을 두어야 한다. 서 있거나 앉아 있는 등 자신의 다양한 자세습관을 인식하는 것이 바른 자세의 첫걸음이다.

바른 자세 체크리스트

☐ 눈썹과 눈썹 사이가 일직선이다.

☐ 양쪽 귀 높이가 같다.

☐ 양손 끝 높이가 같다.

☐ 고개가 한쪽으로 돌아가 있지 않다.

☐ 몸통이 한쪽으로 돌아가 있지 않다.

☐ 발끝 벌어진 각도가 같다.

☐ 골반의 양쪽 높이가 같다.

☐ 다리 길이가 같다.

☐ 다리가 휘어져 있지 않다.

얼굴 비대칭, 몸 상태를 말해주는 표지판이다

우리의 뇌는 신체를 관장한다. 뇌가 느낀 감정은 얼굴을 통해 다른 사람에게 전달된다. 얼굴은 정신활동을 대변하는 동시에 건강상태까지 나타내는 마음의 거울과 같다. 그리고 감정과 더불어 전체 골격의 균형 상태를 말해준다.

자세히 보면 얼굴의 좌우가 판에 찍어낸 듯 대칭을 이루는 사람은 거의 없다. 대부분 얼굴의 좌우 모습이 다르다. 많은 사람들이 비대칭이라고는 해도 결코 간과할 문제는 아니다. 단지 얼굴 골격의 면면이 다른 게 아니라 몸 전체의 상태를 말해주는 표지판이 바로 얼굴의 대칭이기 때문이다.

안면 비대칭은 짝다리, 턱 괴기, 한쪽으로 씹기, 다리 꼬기 등의 생활습관으로 인해 생긴다. 유기적으로 연결된 우리 몸은 한 부위에서 대칭이 깨지면 다른 부위에서 보상을 한다. 다리를 꼬는 등 자세가 불량했을 뿐인데 눈 위치, 눈썹 높이, 입가 자리가 달라지기도 하고, 심하면 머리뼈와 턱관절 연결이 어그러질 수도 있다.

얼굴 비대칭 체크리스트

☐ 좌우 눈썹 높이가 다르다.

☐ 양쪽 콧구멍 크기가 다르다.

☐ 좌우 입가 높이가 다르다.

☐ 좌우 귀 높이가 다르다.

☐ 좌우 광대뼈 크기가 다르다.

☐ 좌우 광대뼈의 높이가 다르다.

☐ 좌우 어깨 높이가 다르다.

☐ 한쪽 코만 막힌다.

☐ 안경이 한쪽으로 기운다.

☐ 사각턱이다.

☐ 목이 한쪽으로 기울어진다.

거북목, 체형과 외모 모두를 망친다

정상적인 목은 일곱 개의 목뼈가 C자형 선을 그리며, 옆에서 보면 목과 어깨가 일직선을 이룬다. 반면 비정상적인 목은 앞으로 나와 있으며 I자형으로 변형되어 있다. 그리고 더 심해지면 거북목이 된다.

머리의 무게 중심이 앞쪽으로 쏠린 거북목은 목과 어깨 근육을 긴장시켜 뭉치게 만든다. 근육이 뭉치면 뇌에 산소 공급이 원활히 이루어지지 못해 두통을 유발할 수도 있다. 또한 폐를 압박하므로 폐활량이 저하되고 소화 기능 역시 바닥으로 떨어진다.

목은 어깨, 쇄골, 척추, 골반으로 이어지는 길의 출발점이다. 이러한 인체의 대로에 생기는 문제는 전신을 뒤틀리게 만드는 걸림돌이 된다. 또 경추는 뇌로 가는 혈류의 통로인데 목이 휘면 이 문이 막혀 뇌의 혈액순환이 정체되면서 얼굴색이 바래진다. 더군다나 목이 휘어 등이 구부정해지면 어깨가 좁아 보여 왜소하고 답답한 인상을 준다. 결국 체형과 외모 모두를 망치는 요인이 되는 셈이다.

거북목 체크리스트

☐ 등이 구부정하다.

☐ 옆에서 봤을 때 목이 앞으로 나와 있다.

☐ 뒷목 근육이 두툼하다.

☐ 뒷목이 뻣뻣하고 아프다.

☐ 어깨가 앞으로 말려 있다.

☐ 목에 주름이 많다.

☐ 가슴이 처져 있다.

☐ 가슴이 답답하고 폐활량이 떨어진다.

☐ 소화가 안 된다.

☐ 아랫배가 튀어나와 있다.

☐ 등이 항상 아프다.

척추측만증, 누구도 예외일 수 없다

척추가 반듯하지 않고 휘어 있는 상태를 척추측만이라 한다. 척추는 우리 몸의 기둥이다. 건물의 뼈대나 기둥이 전체 무게를 지탱하듯 우리 몸에서는 척추가 중심을 이룬다. 이러한 척추가 틀어지면 연결된 부위가 보상작용을 해 같이 기울어진다. 이를테면 척추측만이 있으면 어깨 높이가 다르거나 골반이 틀어지는 증상이 나타난다.

척추측만은 특히 성장기 때 주의해야 한다. 뼈가 유연한 이 시기에는 척추측만이 쉽게 찾아올 수 있다. 특히 남성보다 여성에게 각별한 유의가 필요한데, 여성의 경우 근육과 인대 조직이 비교적 약하기 때문이다. 그렇기는 하지만 사실 척추측만은 비단 어린이와 여성에게만 국한되는 게 아니라 누구도 예외일 수 없다.

  장시간 앉아 있으면 허리가 굽고 근력이 약해진다. 서 있을 때보다 앉아 있을 때 척추에 두 배 더 힘이 들어간다. 앉아 있는 시간이 지속될수록 척추가 옆으로 휘거나 S자형으로 변형되므로 앉아 있을 때에는 자주 자세를 변경하거나 되도록 오래 앉아 있지 않는 게 상책이다. 더불어 척추 주변 근육을 키우는 운동이 필요하다. 허리를 구부려 등 높이를 확인하면 척추측만인지 쉽게 알아볼 수 있다. 자가 진단 후 척추 건강을 위해 평소 올바른 습관을 정립해야 할 것이다.

척추측만 체크리스트

☐ 허리를 90도로 구부렸을 때 좌우 등 높이가 다르다.

☐ 좌우 골반 높이가 다르다.

☐ 양쪽 가슴 높이가 다르다.

☐ 양쪽 팔과 몸통 사이의 간격이 많이 다르다.

☐ 양쪽 엉덩이 모양이 다르다.

☐ 구부렸을 때 척추의 어느 한 부분이 유난히 튀어나와 있다.

☐ 머리가 한쪽으로 기울어져 있다.

☐ 좌우 어깨 높이가 다르다.

☐ 한쪽 가슴이 다른 쪽에 비해 덜 발달되어 있다.

비틀어진 **골반, 관절염**을 일으킨다

골반은 척추와 다리뼈를 연결하는 교두보 역할을 한다. 즉, 상체와 하체가 서로 균형을 유지하도록 돕는 기능을 한다. 골반의 좌우, 높낮이가 대칭을 이루어야 상체와 하체도 원활하게 소통할 수 있는 셈이다.

균형 잡힌 골반은 고관절이 튀어나오지 않고, 허벅지 군살과 부종 역시 없다. 엉덩이 라인을 잡아 탄탄한 엉덩이와 잘록한 허리 라인을 만들며, 매끈한 각선미까지 책임지는 뿌리가 바로 골반이다. 반면 비틀어진 골반은 고관절이 돌출되고, 허벅지에 군살이 더덕더덕 붙어 있다. 연계 작용으로 척추에 악영향을 끼치며 좌우 허리 라인과 어깨 라인까지 흐트러뜨린다. 그 결과 무릎 관절과 고관절은 체중을 지탱하는 힘이 약해져 관절염으로 악화된다.

  골반이 과도하게 앞으로 기울어지면 오리궁둥이가 되고, 반대로 뒤로 처지면 처진 엉덩이 모양을 초래한다. 대표적으로 다리를 꼬고 앉는 습관이 골반을 틀어지게 만든다. 이외에도 골반을 망가뜨리는 습관을 점검해 비틀어진 골반을 바로잡아야 할 것이다.

비틀어진 골반 체크리스트

- ☐ 허리 라인이 비대칭이다.
- ☐ 골반 높이가 다르다.
- ☐ 허리를 숙이고 만져보면 한쪽만 튀어나와 있다.
- ☐ 좌우 다리 길이가 다르다.
- ☐ 바지나 치마가 한쪽 방향으로 돌아간다.
- ☐ 엉덩이가 처져 있다.
- ☐ 골반이 벌어졌다.
- ☐ 오리궁둥이다.
- ☐ 앉아 있을 때 엉덩이가 바닥에 닿는 느낌이 다르다.
- ☐ 다리 부종이 심하다.

휜 다리, 몸의 균형을 무너뜨린다

우리나라에는 온돌방에 양반다리를 하고 앉아 담소를 나누는 풍습이 있는데, 이는 한쪽으로만 무게 중심이 쏠리게 만드는 원인이 된다. 이 때문인지 O자형 다리가 많다. 신발 밑창 중 어느 한쪽이 유난히 닳는 것도 이 때문이다. 뿐만 아니라 잘못된 습관과 환경으로 인해 다리가 휜 이들이 많다. 비단 다리뼈 자체만 휘는 게 아니라 골반 등이 먼저 틀어지면서 다리를 휘게 만드는 것이다. 휜 다리는 무릎 관절에 과도한 체중을 실어 연골을 손상시키며 나아가 우리 몸 전체의 균형에 해를 끼친다.

반대로 곧은 다리는 무릎 건강을 지킬 수 있을뿐더러 탄력 있는 애플힙의 원천이 된다. 다리가 곧으면 유기적인 영향으로 건강을 지키는 것은 물론 군살과 셀룰라이트까지 제거되어 탄탄한 몸매를 만들 수 있는 것이다. 일자 다리는 정면에서 봤을 때 허벅지 사이와 무릎 사이가 벌어지지 않고, 정강이도 튀어나오지 않은 반듯한 모습이다. 하루아침에 바른 체형을 꾀할 수는 없겠지만 잘못된 습관을 하나씩 고쳐 바른 자세를 취하려는 노력이 쌓이면 휜 다리를 바로잡을 수 있다.

휜 다리 체크리스트

☐ 무릎 사이가 벌어져 있다.

☐ 정강이 바깥쪽 뼈가 튀어나와 있다.

☐ 발바닥 아치가 무너져 있다.

☐ 무릎 슬개골이 안쪽 방향으로 틀어져 있다.

☐ 종아리 근육이 휘어져 있다.

☐ 엉덩이가 퍼지고 허벅지에 살이 많다.

☐ 고관절이 튀어나와 있다.

☐ 엉덩이가 처졌다.

☐ 골반이 틀어지고 벌어져 있다.

☐ 정강이와 발목 사이가 벌어져 있다.

걸음걸이 이상,
체형 불균형의 징후다

체형의 불균형은 걸음걸이로 나타난다. 팔자걸음, 안짱걸음 등은 근육과 관절이 뒤틀린 결과다. 예를 들어 보행 시 엉덩이가 한쪽으로 튀어나오거나 한 방향으로 쏠려서 걷거나 한쪽 발을 수시로 접질리게 만들기도 한다.

 걸을 때 발에는 체중의 1.5배의 무게가 실린다. 발에서 가장 단단한 부위는 발꿈치다. 충격을 발꿈치로 받아 발바닥으로 흡수하고 발가락은 신체의 균형을 잡는 역할을 한다. 즉, 걸을 때에는 체중이 발꿈치, 발바닥, 발가락 순서로 이동하는 것이다.

 걷는 자세를 교정한답시고 일자로 걷는 노력만 해서는 팔자걸음, 안짱걸음을 바로잡을 수 없다. 체형의 불균형이 원인이므로 걸음걸이뿐만 아니라 상체에도 신경을 기울여야 한다. 상체는 전체 체중의 60퍼센트를 차지하는데, 걸을 때 중력이 끊임없이 허리에 가중되므로 걸음걸이를 주의하되 고개를 세우고 앞을 보는 상태가 되어야 한다. 균형 잡힌 걸음을 위해서는 등을 곧게 펴는 것부터 시작해야 한다. 이때 머리가 앞으로 나가면 5킬로그램 이상인 머리 무게가 목에 압박을 가할 수 있으므로 주의가 필요하다.

체형의 불균형이 무서운 이유는 약해진 근육이 견뎌낼 힘이 부족해 강한 쪽에 끌려가기 때문이다. 직립보행을 하는 인간은 신경을 곤두세우지 않으면 곧 균형이 망가질 운명에 처해 있다. 이를 극복하기 위해서는 등을 곧게 세우고 평형감각을 단련하는 연습이 필요하다. 즉, 몸을 지지하는 근육들을 탄탄하게 만들어야 한다.

걸음걸이 체크리스트

☐ 신발이 바깥부분부터 마모된다.

☐ 머리를 앞으로 숙이고 걷는다.

☐ 걸을 때 팔자걸음으로 걷는다.

☐ 구부정한 자세로 걷는다.

☐ 안짱걸음으로 걷는다.

☐ 걸을 때 앞발부터 내딛는다.

뒷목이 뻐근하고 어깨가 결릴 때 ● 등과 허리가 아플 때 ● 팔을 올리기 어려울 때 ● 엉덩이가 아플 때 ● 무릎이 아플 때 ● 다리 저림과 부종이 있을 때 ● 발바닥 아치가 아플 때 ● 소화불량일 때

CHAPTER 3

통증에서 자유로워지는
셀프 근막 마사지

집에서 쉽게 구할 수 있는 나무밀대 도구를 이용하여 셀프 마사지를 하자. 아픈 부위 근육을 자극하여 근막 마사지 하는 방법을 소개한다. 남녀노소 누구나 할 수 있는 셀프 마사지로 자신의 체중을 이용하여 긴장된 근육을 풀어 근막을 회복시킬 수 있다. 셀프 마사지를 할 때 아프거나 불편하게 느껴지는 부위는 통증 유발점이므로 적절히 자극을 조절해서 셀프 마사지를 해야 한다.

뒷목이 뻐근하고 어깨가 결릴 때

1. 판상근(고개를 뒤로 젖히면 뻐근할 때)

머리와 어깨를 연결하는 근육으로, 컴퓨터를 오래 하고 앉아 있으면 통증이 생긴다.

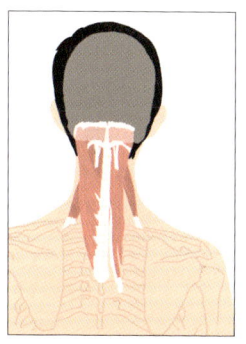

● 마사지 방법

① 바닥에 누워서 나무밀대를 목 뒤쪽에 넣는다.

② 머리 무게를 실어서 압력을 가하며 목을 도리도리하듯이 좌우로 천천히 움직여서 풀어준다. 경추의 마디마디를 천천히 느끼면서 풀어준다.

○ 주의사항

나무밀대의 크기가 너무 작으면 자극이 안 된다. 나무밀대의 둘레는 6~7cm 정도가 적당하다.

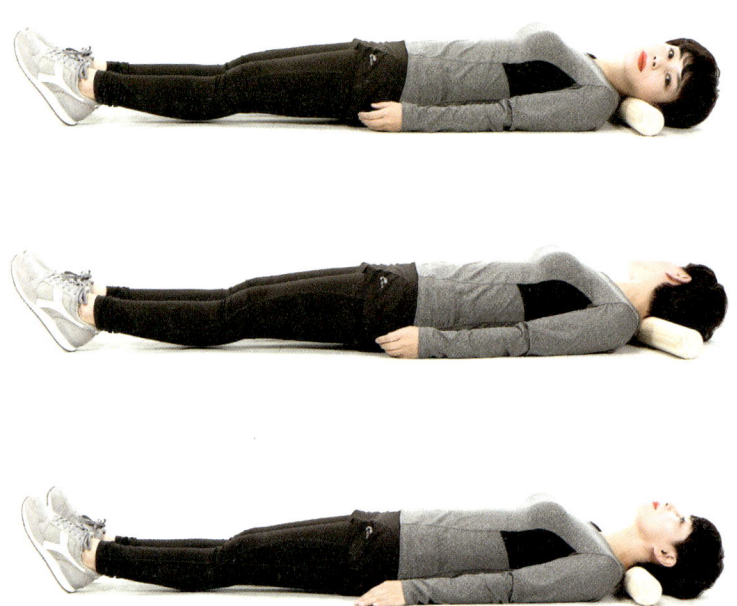

2. 승모근(어깨가 묵직하고 뻐근할 때)

목 뒤부터 어깨와 등을 덮고 있는 근육이다.

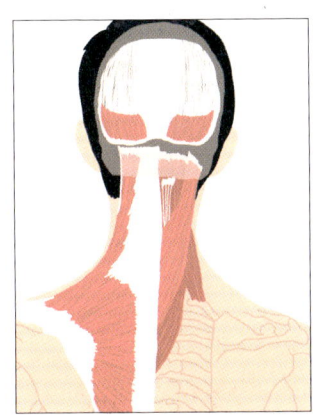

● **마사지 방법**

① 바닥에 누워 어깨의 가장 두꺼운 부분에 나무밀대를 넣는다.

② 그 상태에서 엉덩이는 들고 어깨 쪽으로 체중을 실어 압력을 가한다.

③ 양팔은 벌려서 바닥에 지지하여 나무밀대를 상하 방향으로 왔다 갔다 하면서 마사지한다.

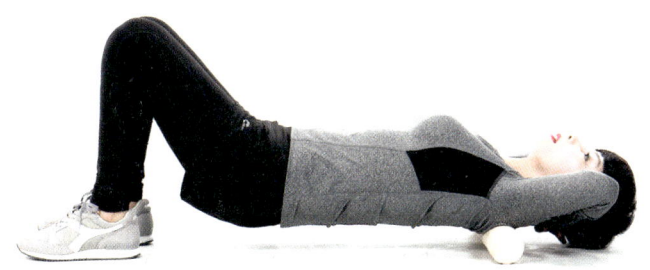

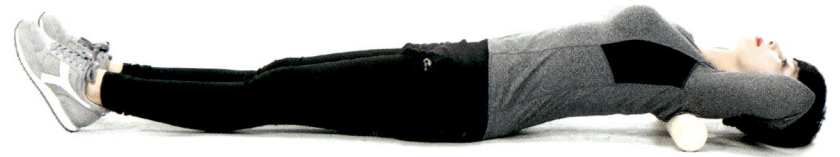

3. 능형근(어깨를 돌리면 우두둑 소리가 날 때)

어깨와 견갑골의 균형을 잡아 어깨가 앞으로 말리는 것을 방지해주는 역할을 한다.

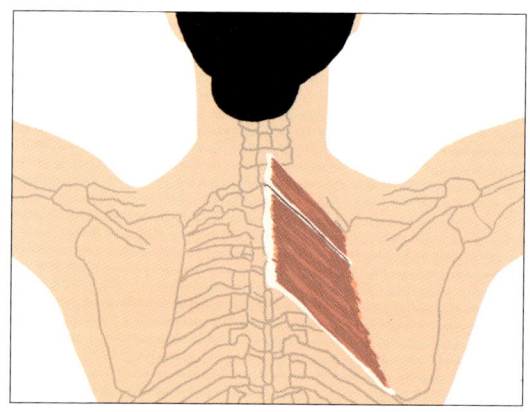

● **마사지 방법**

① 바닥에 누운 상태에서 견갑골과 흉추 사이에 나무밀대를 넣는다.

② 엉덩이와 머리를 살짝 들어 올린다.

③ 압력을 가하면서 상하 방향으로 나무밀대를 밀어 마사지한다.

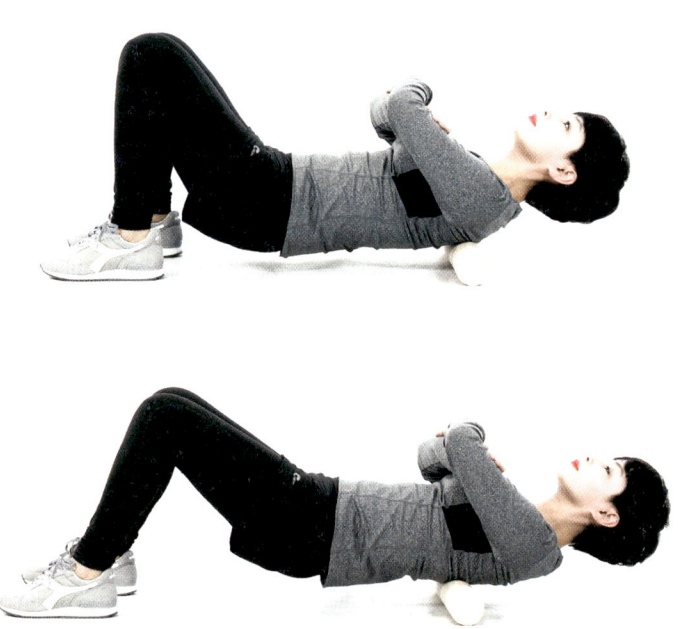

등과 **허리**가 아플 때

1. 요방형근(요통이 있을 때)

허리를 앞으로 숙이거나 펼 때 또는 뒤로 젖힐 때 작용한다.

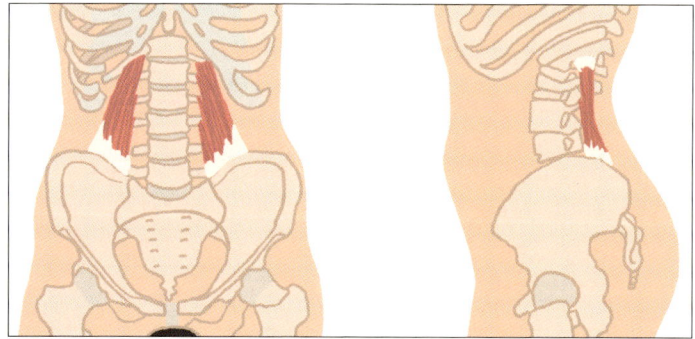

● 마사지 방법

① 바닥에 누워 허리에 나무밀대를 넣는다.

② 양 무릎을 세우고 허리에 압력을 가하면서 상하 방향으로 왔다 갔다 밀어주면서 마사지한다.

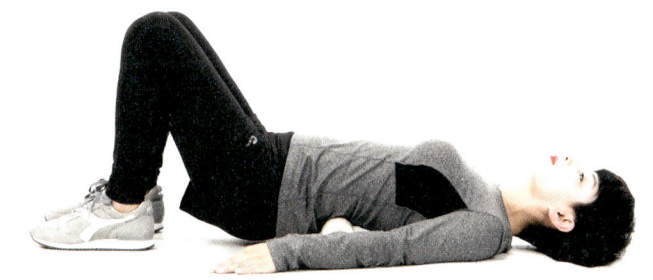

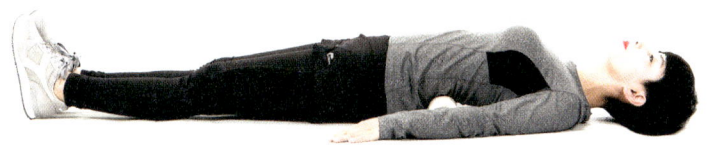

2. 척추기립근

척추를 잡아주는 근육이다.

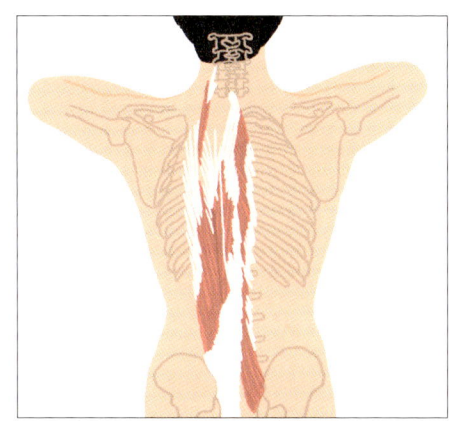

● 마사지 방법

① 바닥에 누운 상태에서 나무밀대를 척추 쪽에 세로 방향으로 넣는다.

② 좌우로 움직이면서 척추 마디를 느끼며 마사지한다.

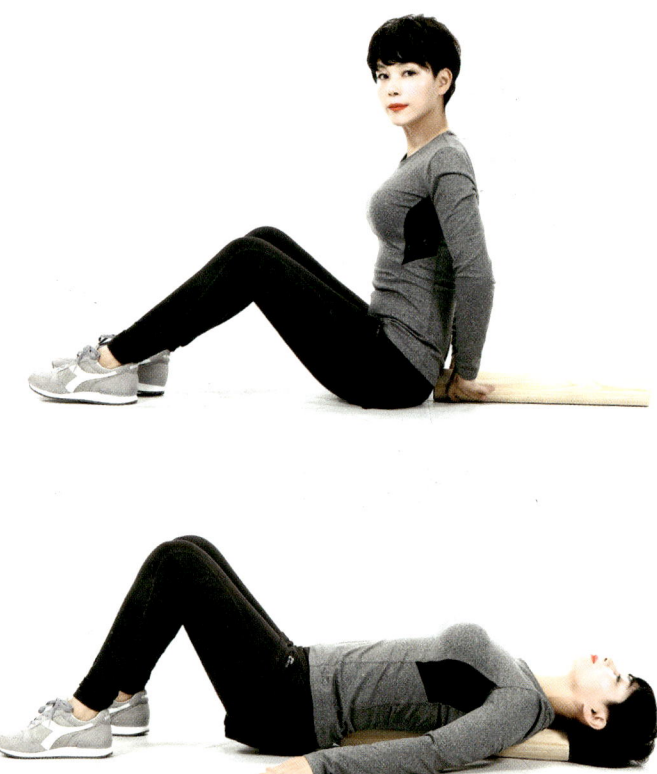

팔을 **올리기** 어려울 때

1. 삼각근

어깨를 이루고 있는 근육이며 팔을 앞, 뒤, 옆으로 들어 올릴 때 작용한다.

● **마사지 방법**

① 바닥에 비스듬히 엎드려 나무밀대를 삼각근에 놓는다.

② 팔을 가슴 쪽으로 포갠 후 압력을 가하며 나무밀대를 왔다 갔다 밀면서 마사지한다.

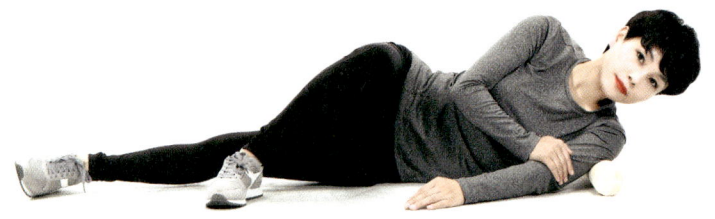

2. 견갑하근

견갑골 안쪽에 위치한 근육이다.

● **마사지 방법**

① 옆으로 누워 겨드랑이에 나무밀대를 넣는다.

② 팔을 위로 뻗는다.

③ 압력을 가하면서 상하 방향으로 나무밀대를 왔다 갔다 밀면서 마사지 한다.

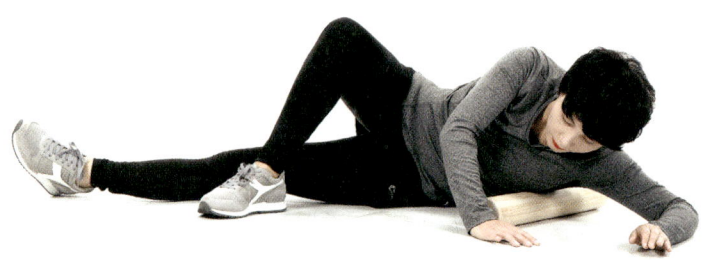

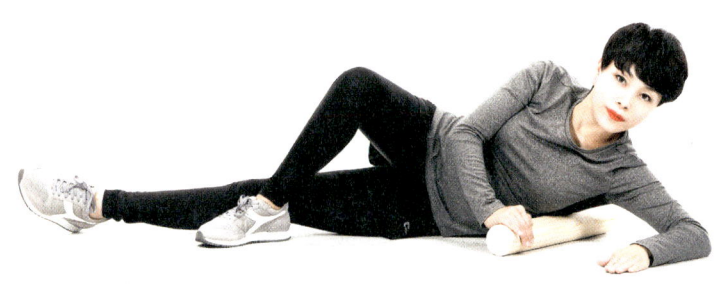

엉덩이가 아플 때

1. 이상근

골반을 안정화시키는 중요한 근육이다.

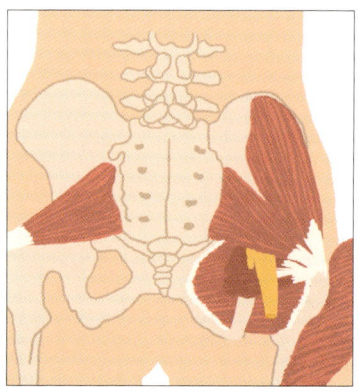

● 마사지 방법

① 엉덩이 아래에 나무밀대를 넣는다.

② 양반다리를 하고 압력을 가하며 골반을 앞뒤로 움직여주면서 마사지 한다.

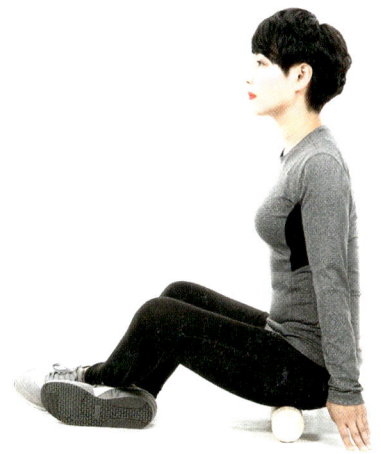

2. 중둔근

한쪽 다리로 균형을 잡을 때의 주요 근육이다.

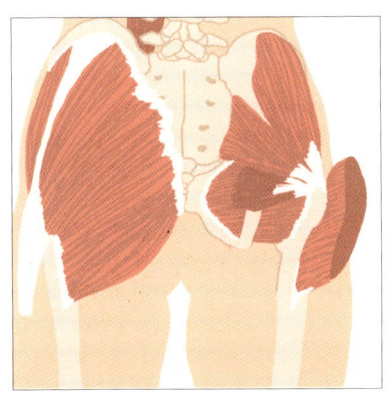

● 마사지 방법

① 나무밀대를 엉덩이 중간 부분에 넣고 양다리를 살짝 엇갈려 앉는다.

② 압력을 가하며 위아래로 움직이면서 마사지한다.

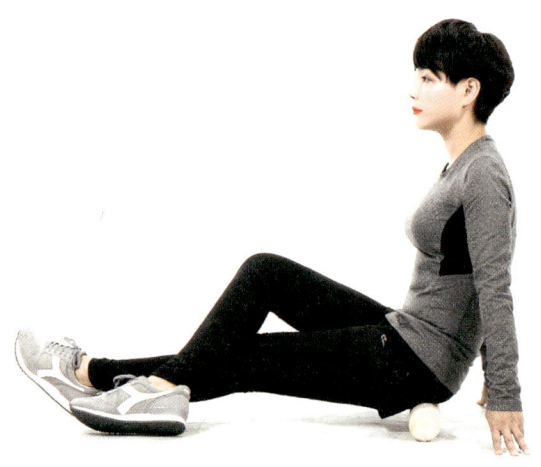

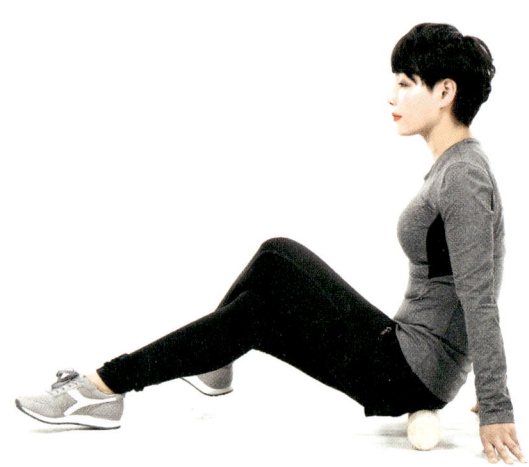

무릎이 아플 때

1. 대퇴사두근

무릎을 펼 때 작용한다.

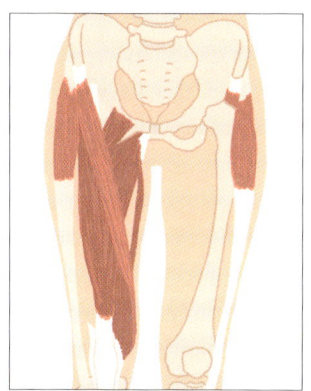

● 마사지 방법

① 바닥에 엎드린 자세에서 나무밀대를 허벅지에 넣는다.

② 압력을 가하면서 위아래로 움직이며 마사지한다.

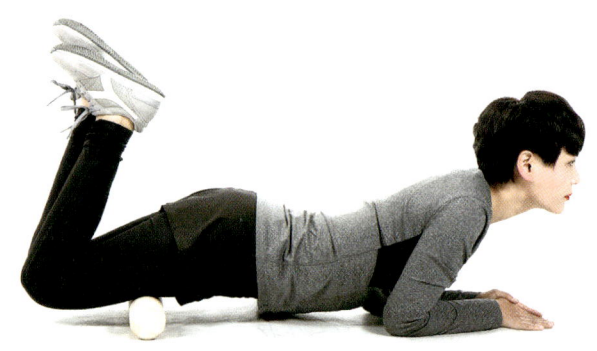

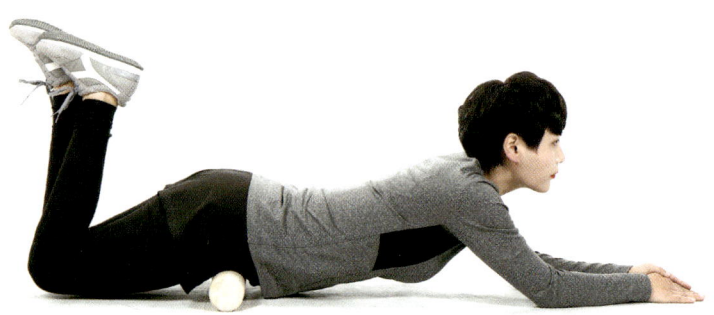

2. 장경인대

걷거나 달릴 때 작용한다.

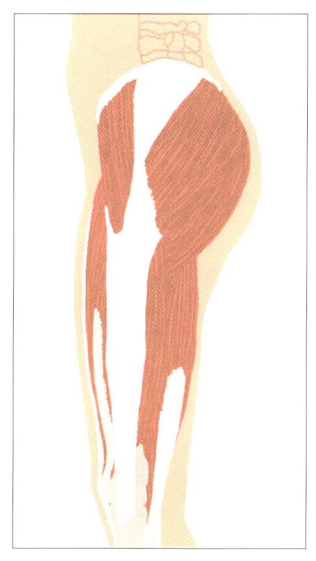

● **마사지 방법**

① 옆으로 누운 자세에서 허벅지 옆쪽에 나무밀대를 넣는다.

② 반대쪽 다리는 구부려서 압력을 가하면서 위아래로 움직이며 마사지 한다.

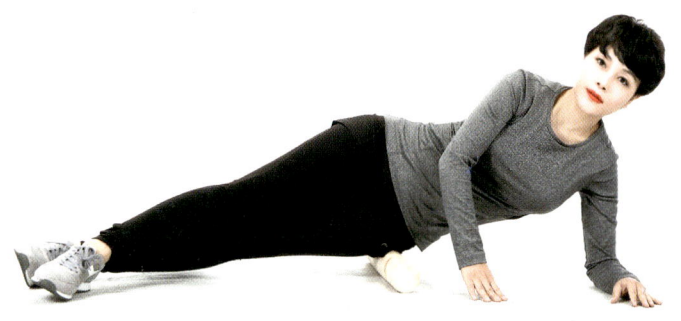

3. 대퇴이두근

무릎을 굽힐 때나 걷고 달릴 때 작용한다.

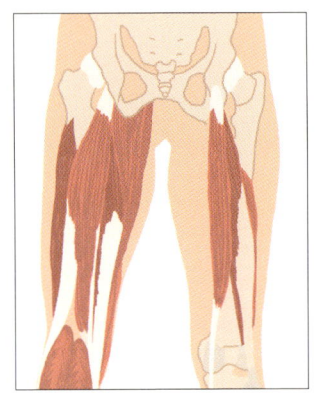

● **마사지 방법**

① 바닥에 앉아 양손은 바닥을 짚고 몸을 지지한다.

② 다리를 펴고 엉덩이 아래쪽에 나무밀대를 넣는다.

③ 압력을 가하면서 위아래로 움직이며 마사지한다.

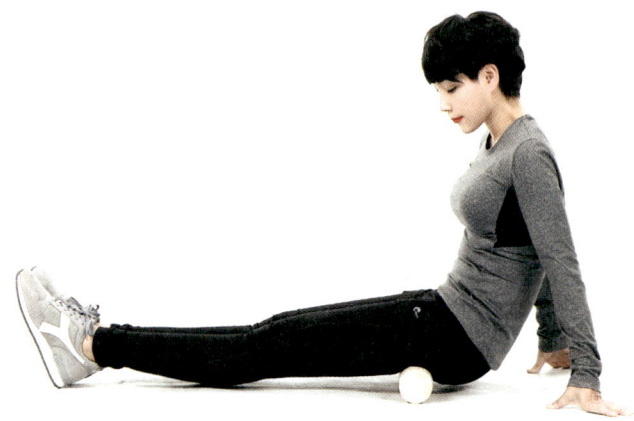

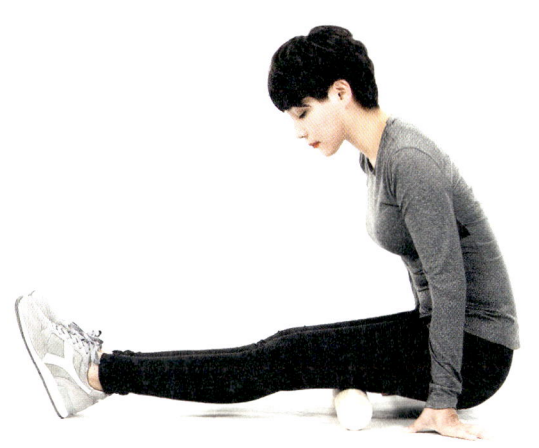

다리 저림과 부종이 있을 때

1. 비복근

바닥을 딛고 서 있을 때 체중을 지탱한다.

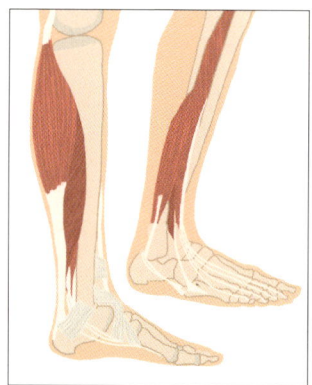

● 마사지 방법

① 앉은 자세에서 바닥에 손을 짚고 지지한다.

② 종아리 아랫부분에 나무밀대를 넣는다.

③ 압력을 가하면서 위아래로 움직이며 마사지한다.

④ 종아리 중간 부위에 나무밀대를 놓고 압력을 주면서 좌우로 왔다 갔다 하며 마사지한다.

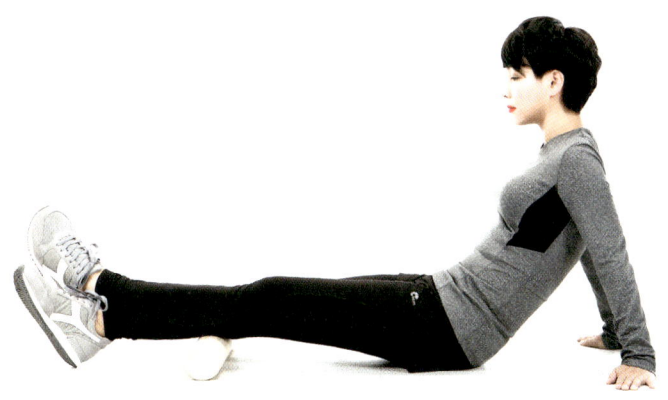

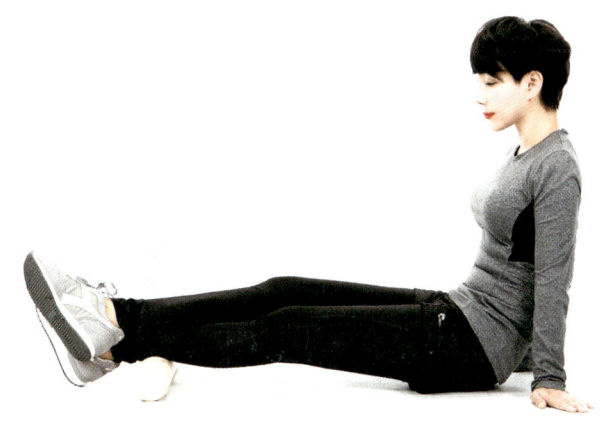

2. 슬와근 마사지

무릎을 굽히거나 펴준다.

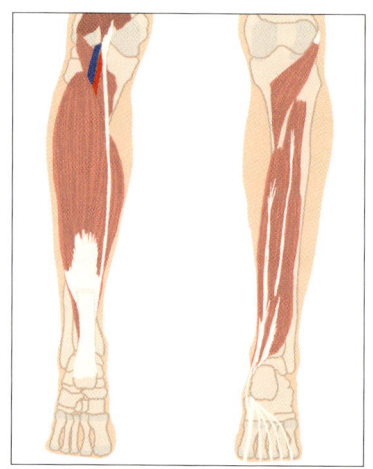

● **마사지 방법**

① 바닥에 다리를 펴고 앉아서 나무밀대를 무릎 뒤쪽에 넣는다.

② 압력을 가하면서 앞뒤로 왔다 갔다 하며 마사지한다.

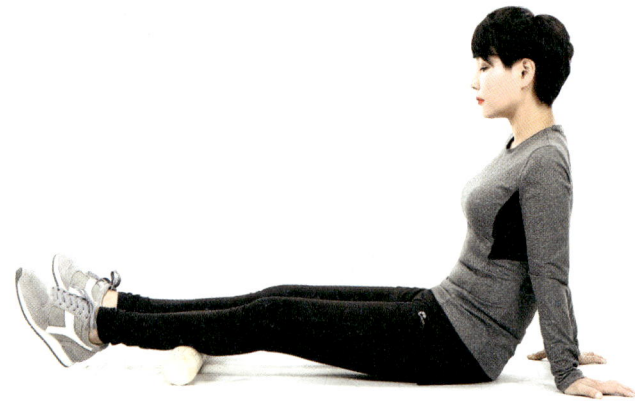

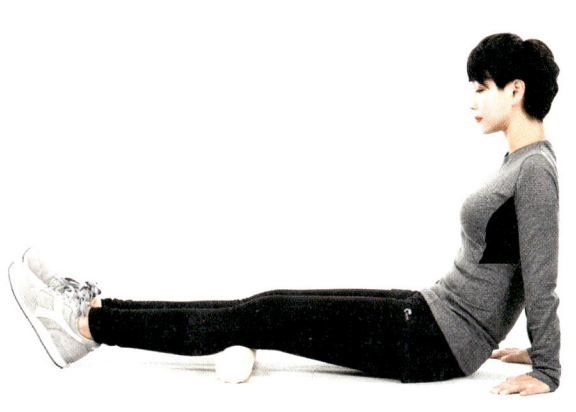

3. 비골근

발목의 균형을 유지한다.

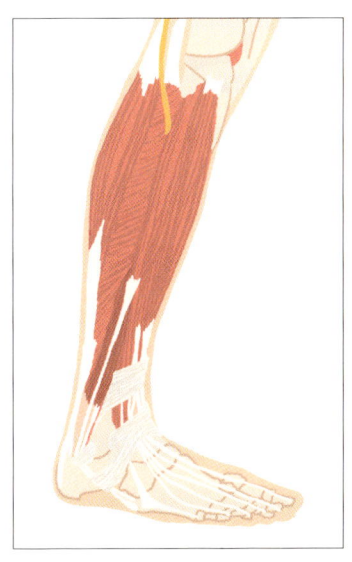

● 마사지 방법

① 바닥에 앉은 자세에서 바깥쪽 무릎 아래에 나무밀대를 넣는다.

② 반대쪽 손으로 살짝 눌러 압력을 가하면서 나무밀대를 위아래로 움직이며 마사지한다.

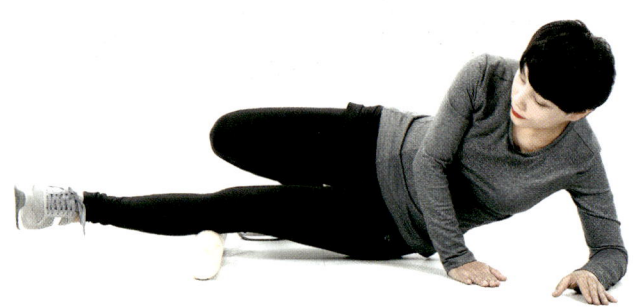

4. 내전근

다리를 모아주고 다리 라인에 중요한 역할을 한다.

● 마사지 방법

① 바닥에 엎드린 자세에서 다리 안쪽에 나무밀대를 넣는다.

② 나무밀대에 체중을 실으며 밀면서 마사지한다.

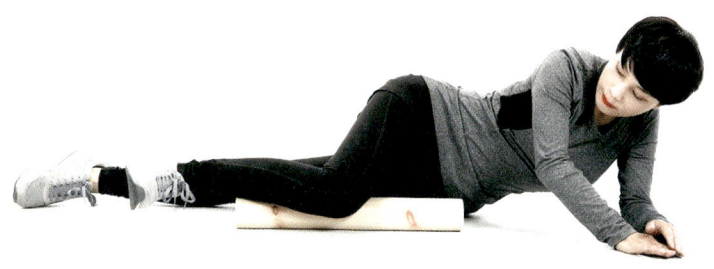

발바닥 아치가 아플 때

발바닥 아치는 보행 시 충격 흡수를 하는 중요한 역할을 한다.

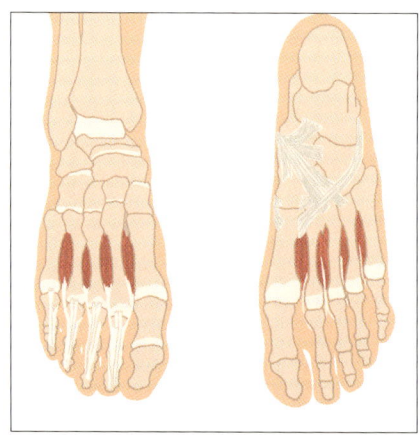

● 마사지 방법

① 서 있는 자세에서 나무밀대를 발바닥 가운데 움푹 들어간 부위에 넣는다.

② 체중을 가하면서 앞뒤 방향으로 밀며 마사지한다.

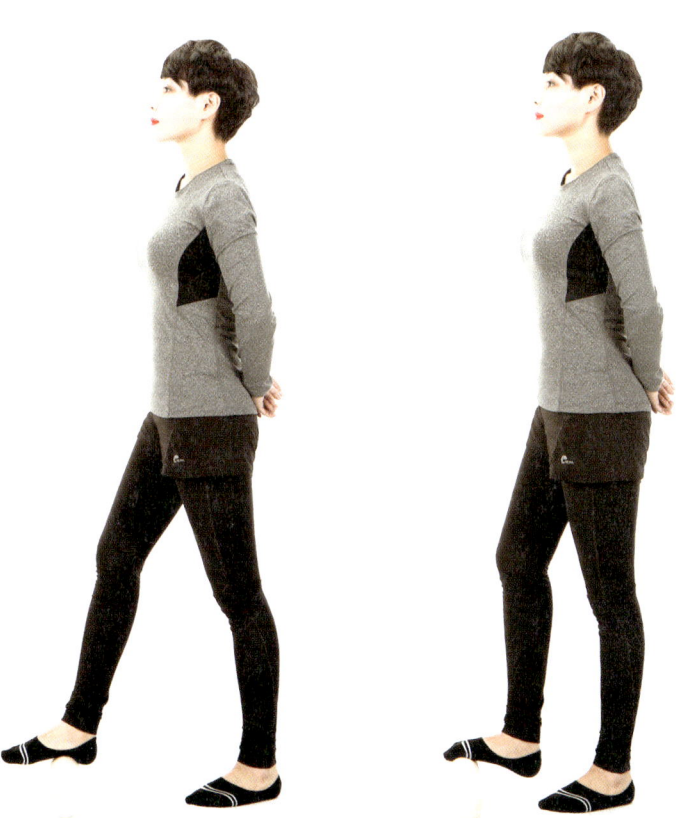

소화불량일 때

복부는 내부 장기 보호와 소화기능을 돕는다.

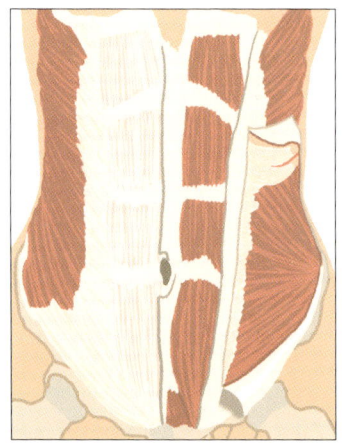

● **마사지 방법**

① 엎드린 자세에서 나무밀대를 복부에 넣는다.

② 체중을 실어 위아래로 밀며 마사지한다.

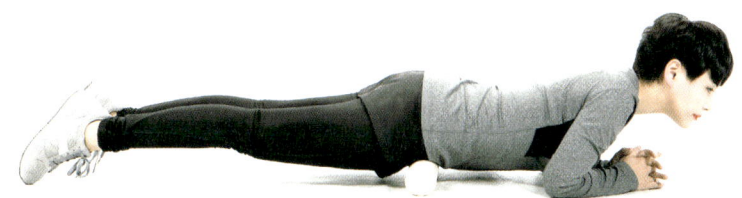

거북목 운동 ● 굽은 등 운동 ● 척추 균형 운동 ● 골반 균형 운동 ● 다리 균형 운동 ● 허리 균형 운동 ● 기울어진 목 운동

CHAPTER 4

근육 밸런스를
되찾아주는 운동

거북목 운동

① 목 스트레칭

- 양발을 어깨 넓이로 벌리고 선다.

- 오른팔은 왼쪽 귀로 올려 손바닥을 댄다.

- 오른쪽으로 목을 지그시 누르며 5초 동안 유지한다.

- 반대쪽도 똑같이 해준다.(3회 반복)

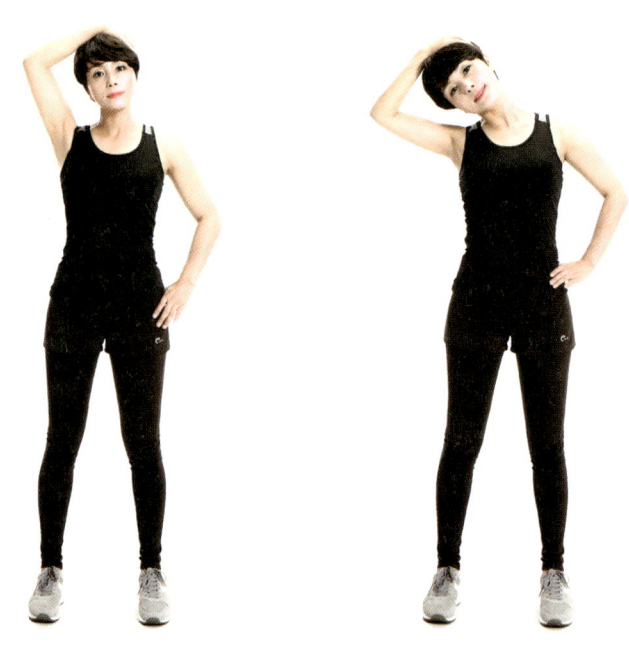

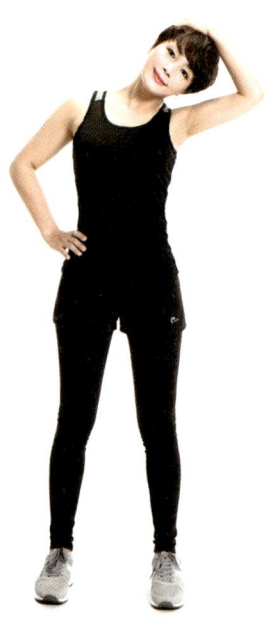

Chapter 4 • 근육 밸런스를 되찾아주는 운동

② 45도 목 스트레칭

- 양발을 어깨 넓이로 벌리고 선다.

- 오른팔은 왼쪽 귀로 올려 손바닥을 댄다.

- 45도 방향 아래로 목을 지그시 누르며 5초 동안 유지한다.

- 반대쪽도 똑같이 해준다.(3회 반복)

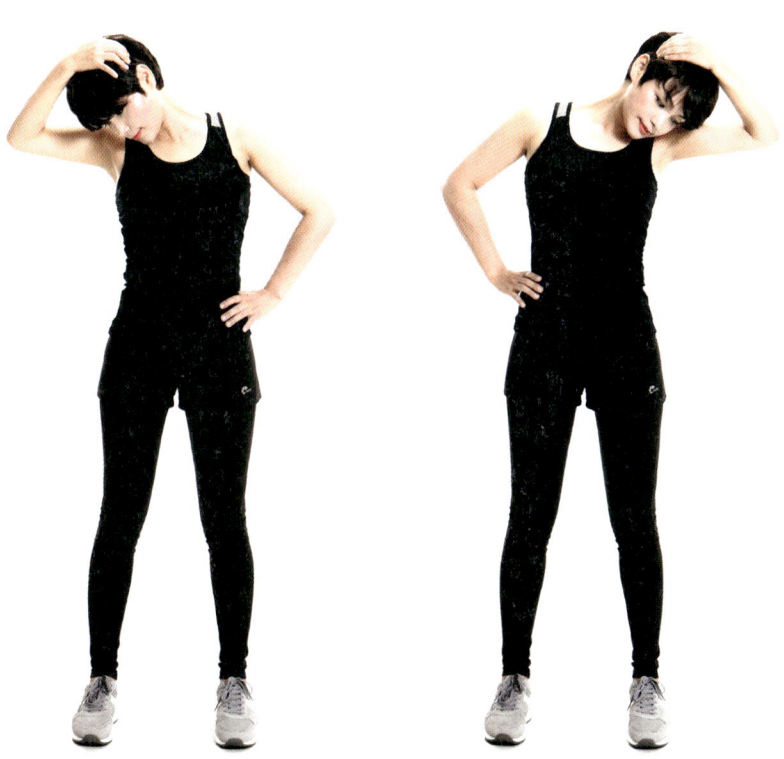

③ 목 뒤로 젖히기

- 양발을 어깨 넓이로 벌리고 선다.

- 양손을 모으고 엄지손가락을 턱에 댄다.

- 턱을 들어 올리면서 목을 최대한 뒤로 젖혀 5초 동안 유지한다.

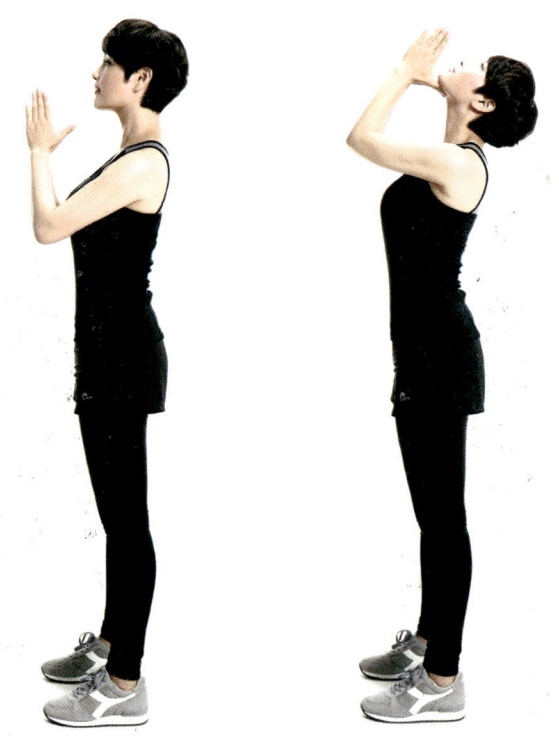

④ 양손 겹쳐 목 젖히기

- 양손을 겹친 상태에서 손바닥은 바닥을 향하고 손등 위에 이마를 올려 놓는다.

- 숨을 들이마시면서 천천히 등 근육을 수축하며 머리를 들어올린다.
- 등 전체가 수축하는 느낌을 느끼면서 5초 동안 유지한다.(3회 반복)

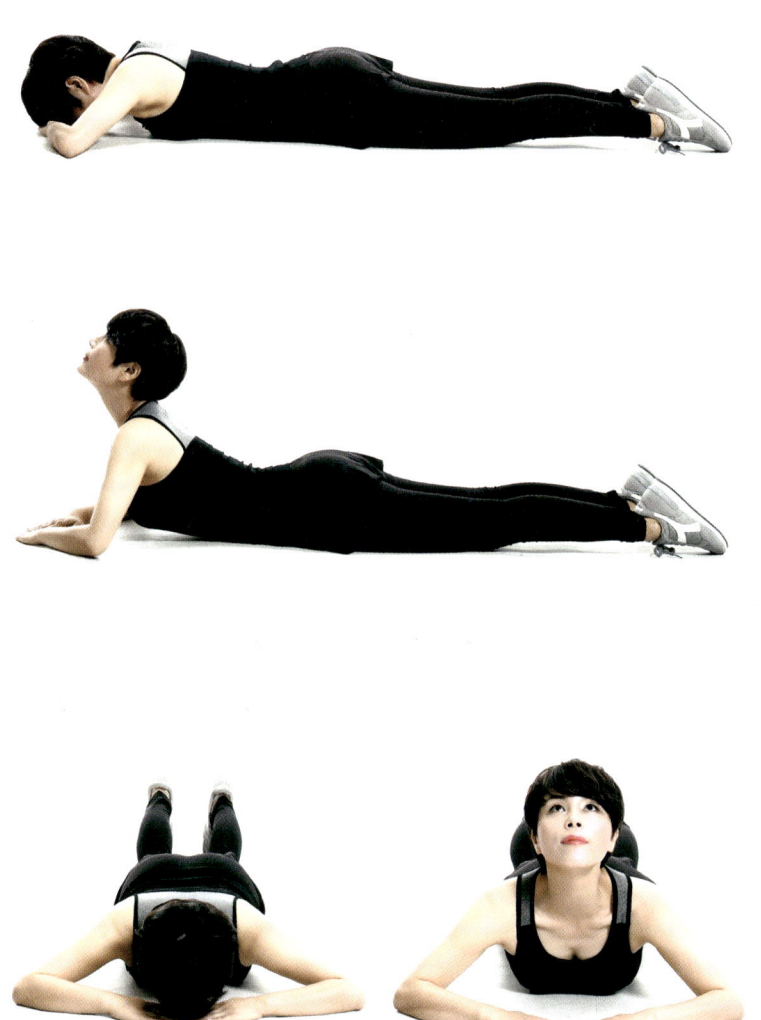

⑤ 바닥에 누워 어깨와 골반을 동시에 들고 목 힘으로 버티기

- 무릎을 세우고 손바닥이 바닥을 향한 상태에서 똑바로 눕는다.
- 양팔은 바닥에서 지지하고 어깨와 골반을 동시에 들어 골반과 어깨를 수평으로 만든 다음 목 힘으로 10초 동안 버틴다.

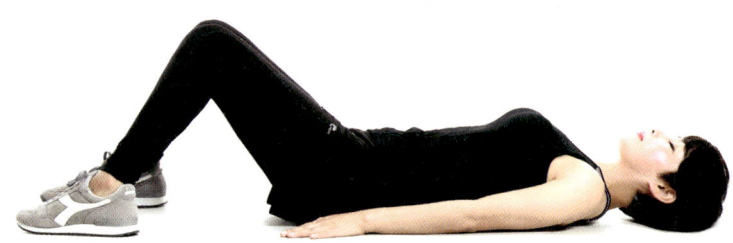

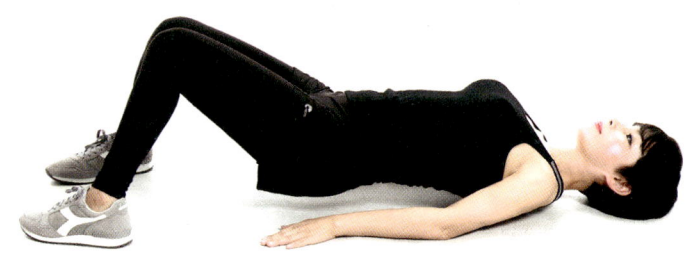

굽은 등 운동

① 팔 짚고 상체 젖히기

- 양팔을 어깨 넓이로 벌리고 바닥을 짚으며 눕는다.
- 아랫배가 바닥을 누르는 느낌으로 상체를 최대한 뒤로 젖힌다.(3회 반복)

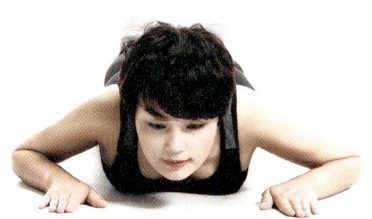
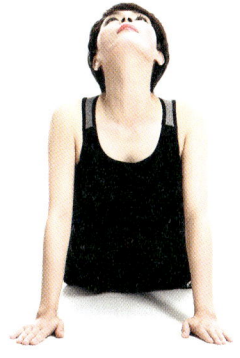

② 엎드려 앞으로 두 팔 뻗기

- 양팔을 앞으로 뻗으며 바닥에 엎드린다.
- 두 팔을 나란히 뻗어 상체와 하체를 동시에 들어 올린 다음 5초 동안 유지한다.(3회 반복)

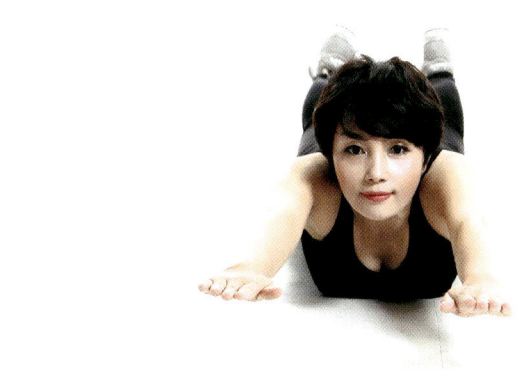

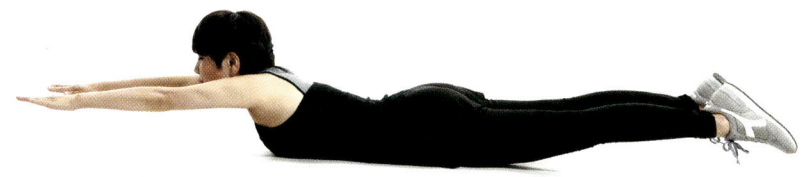

③ 바닥에 엎드린 채 양팔 벌려 버티기

- 양팔을 벌리고 바닥에 엎드린다.
- 머리와 다리를 동시에 들어 올린 다음 5초 동안 유지한다.(3회 반복)

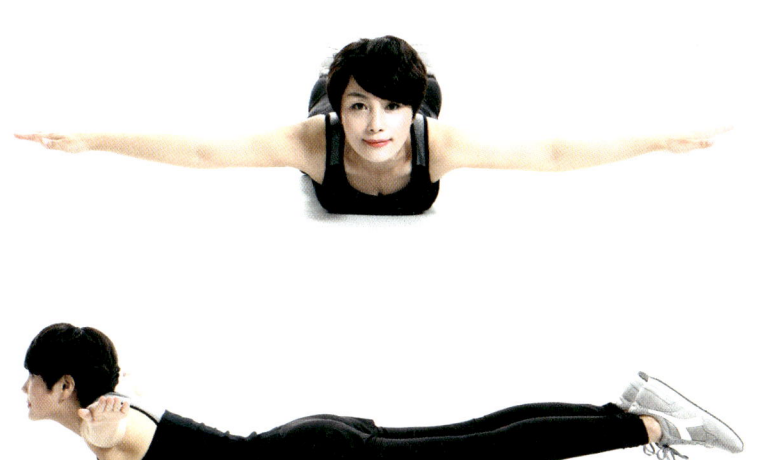

④ 바닥에 엎드려 W자 양팔로 목 젖히기

- 양팔을 W자 모양으로 만든 상태에서 엎드린다.
- 양팔을 날개뼈 방향으로 모으고 머리와 다리를 동시에 들어 올린 다음 5초 동안 유지한다.(3회 반복)

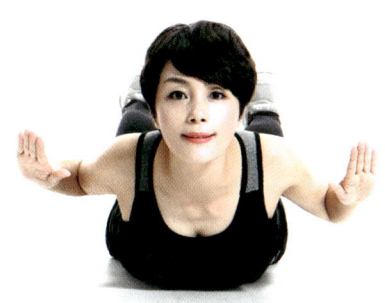

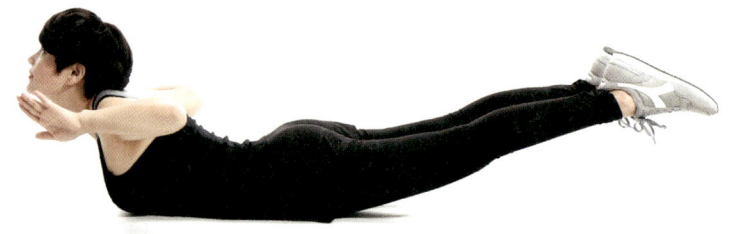

⑤ 바닥에 엎드려 양쪽 발목 잡고 등 젖히기

- 바닥에 엎드려 양쪽 발목을 잡는다.
- 양쪽 발목을 잡은 상태에서 상·하체를 들고 5초 동안 유지한다.(3회 반복)

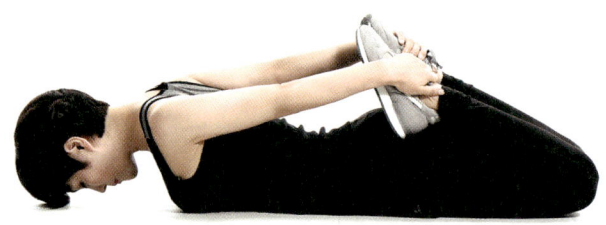

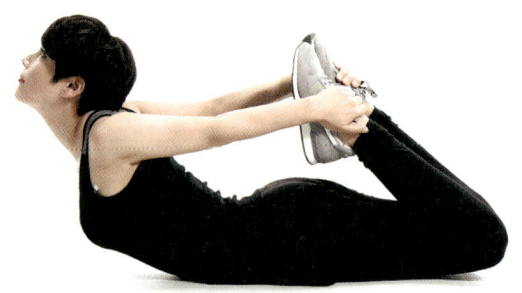

⑥ 양손 뒤로 하고 상·하체 젖히기

- 바닥에 엎드려 양손을 뒤로 열중쉬어 한다.
- 상체와 하체를 동시에 들어 올리면서 뒤로 젖혀준다.

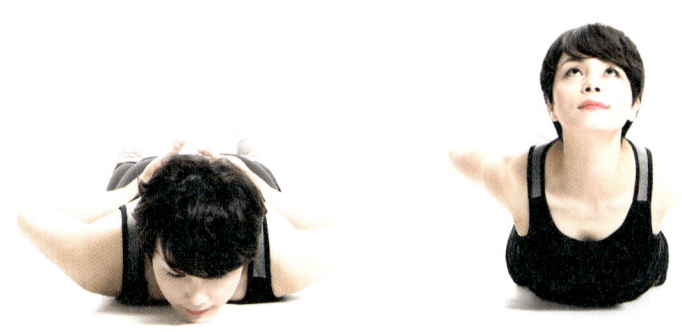

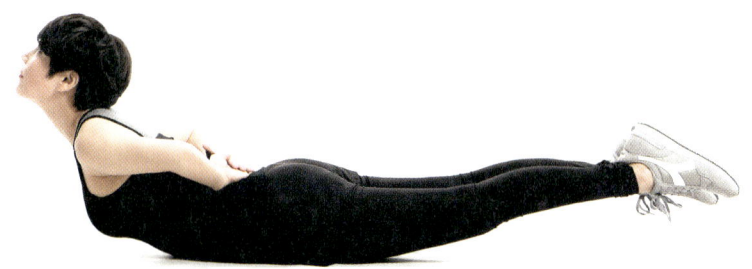

척추 균형 운동

① 손깍지 끼고 척추 늘리기

- 손깍지를 끼고 기지개 펴듯 상·하체를 최대한 늘려준다.

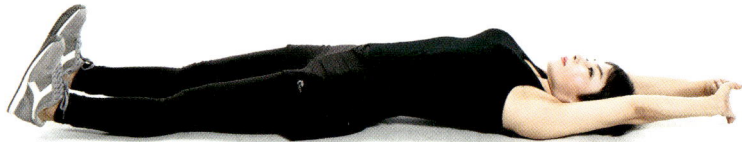

② 상·하체 엇갈려 들어 고개 돌리기

- 바닥에 엎드린 자세에서 오른쪽 뺨에 왼쪽 손등을 댄다.

- 왼쪽 팔꿈치를 바라보며 오른손은 허리 옆에 놓는다.
- 왼쪽 손등을 오른쪽 뺨에 붙인 상태에서 동시에 왼팔과 오른쪽 다리를 들어 5초 동안 유지한다.(3회 반복)

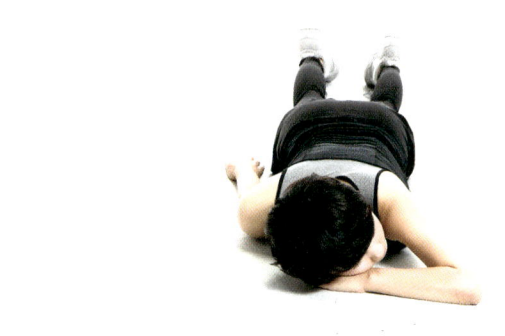

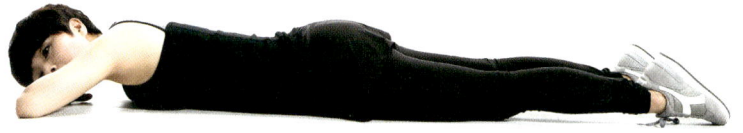

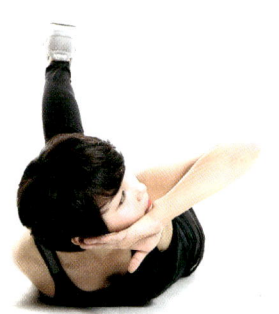

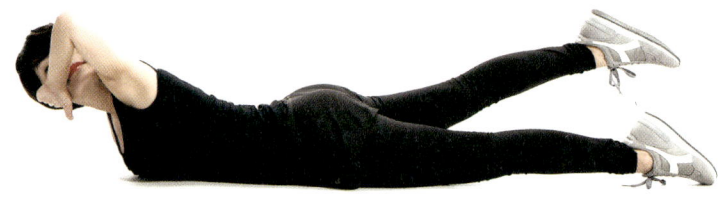

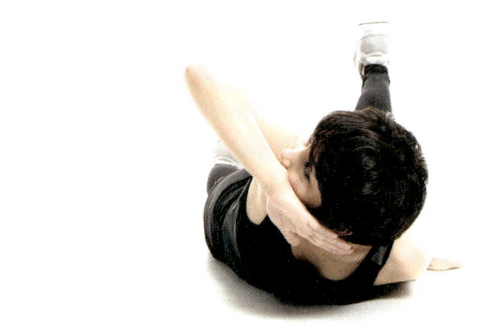

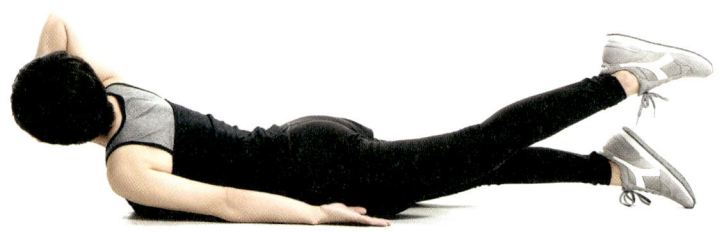

③ 상·하체 엇갈려 팔 들기

- 손바닥을 바닥에 놓고 엎드린다.
- 오른팔을 앞으로 들면서 동시에 왼쪽 다리를 들어 5초 동안 유지한다.(3회 반복, 반대쪽 동일)

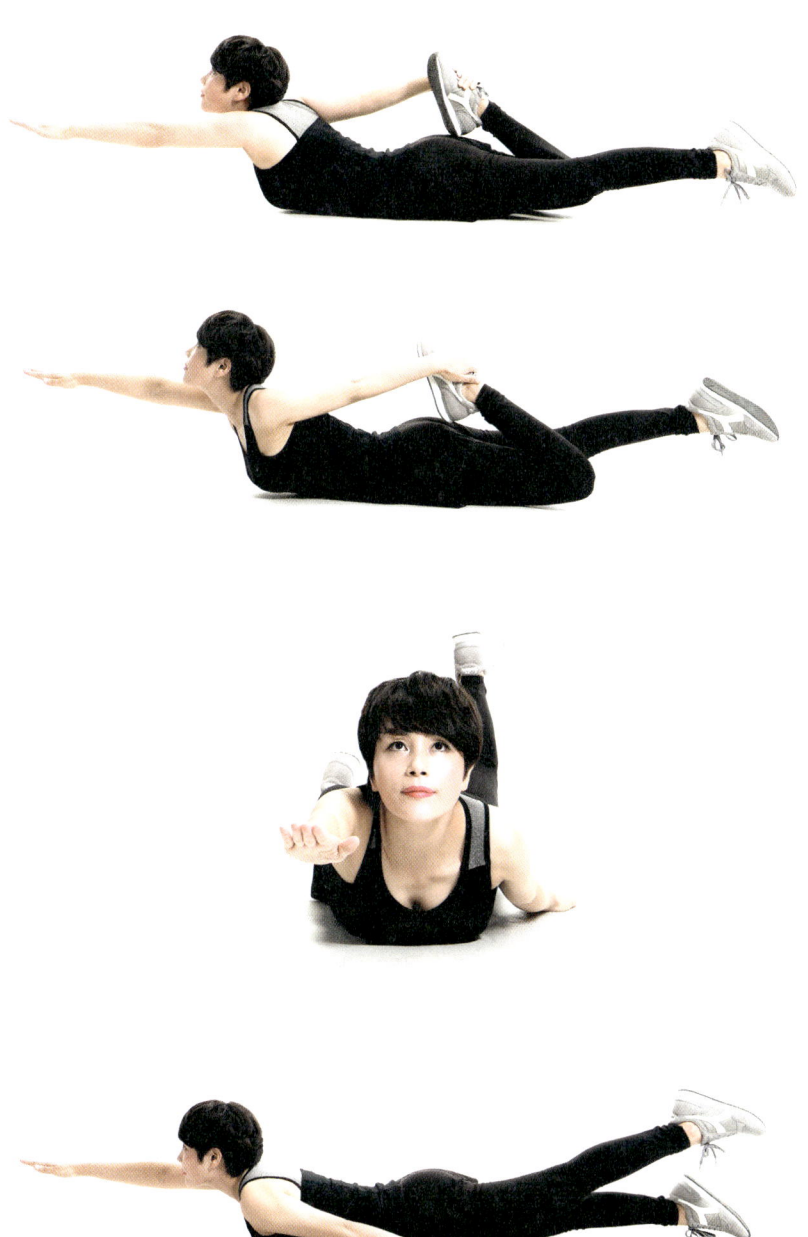

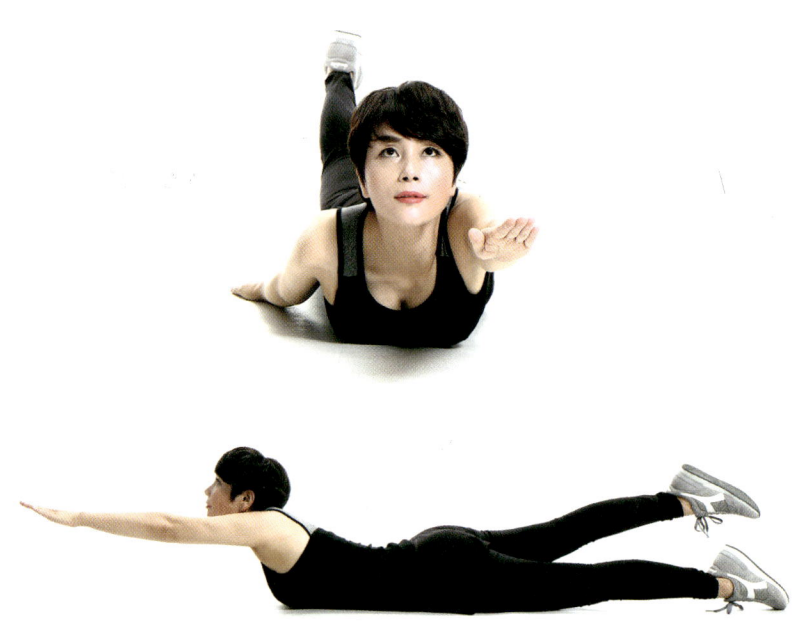

④ 무릎 ㄱ자로 접고 엇갈려 팔 들기

- 무릎을 ㄱ자 형태로 꿇고 엎드린다.
- 오른팔을 앞으로 들고 동시에 왼쪽 다리도 들어 5초 동안 유지한다.(3회 반복, 반대쪽 동일)

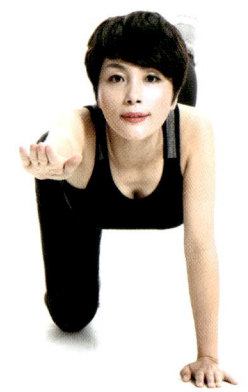

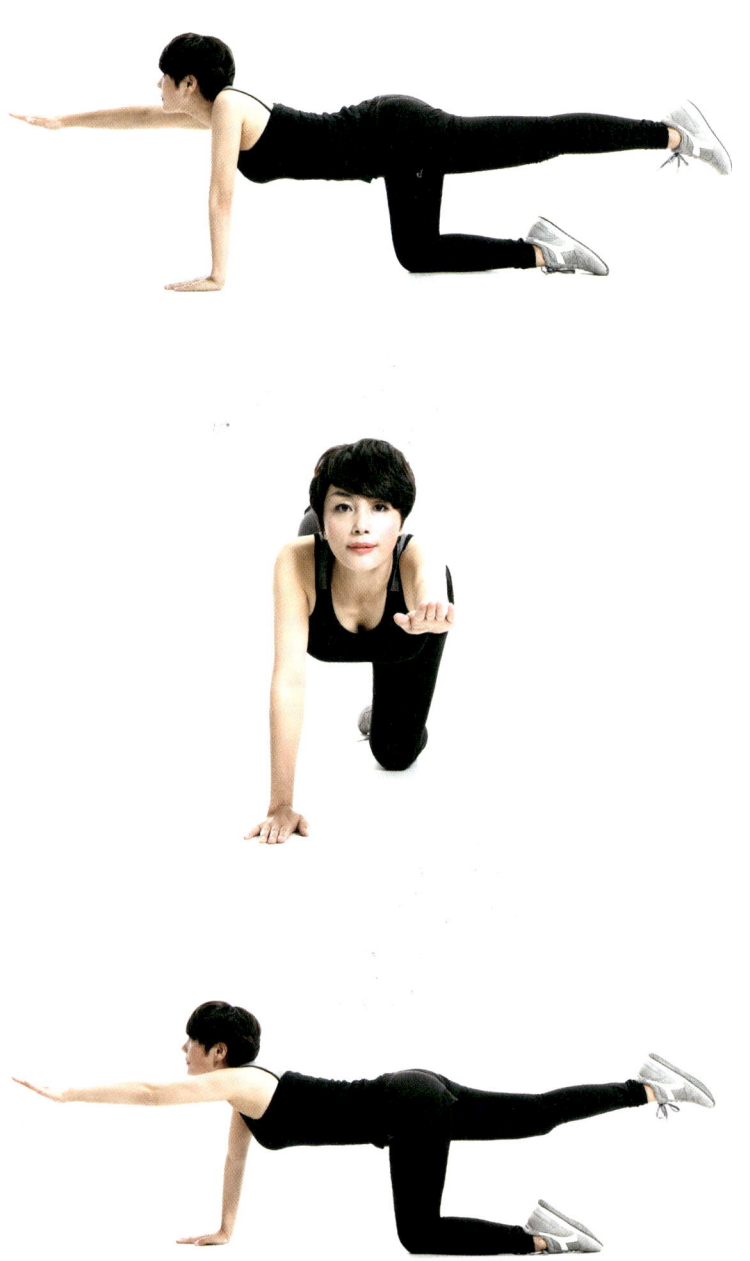

⑤ **사선으로 비틀기**

- 똑바로 누운 자세에서 머리와 왼손은 왼쪽으로 회전하고 양 무릎은 오른쪽으로 회전한다.(반대쪽 동일)

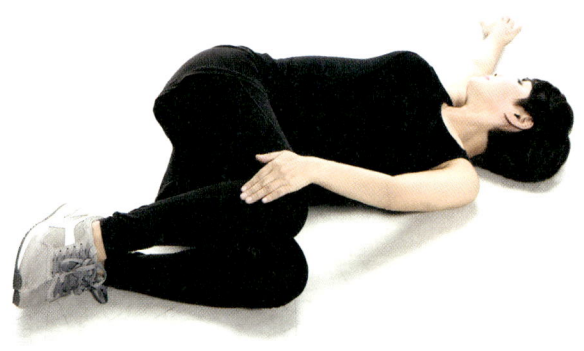

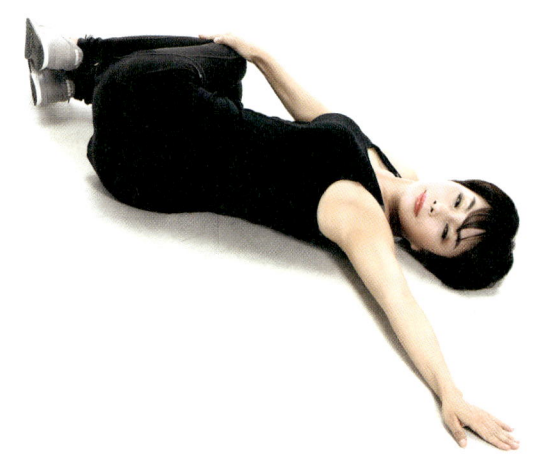

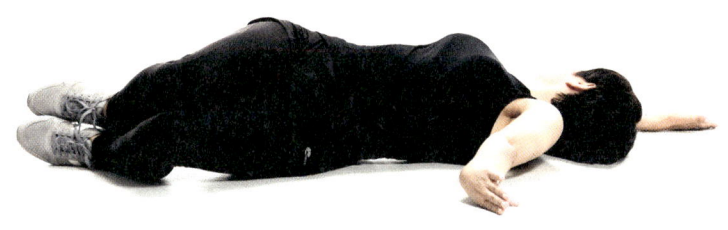

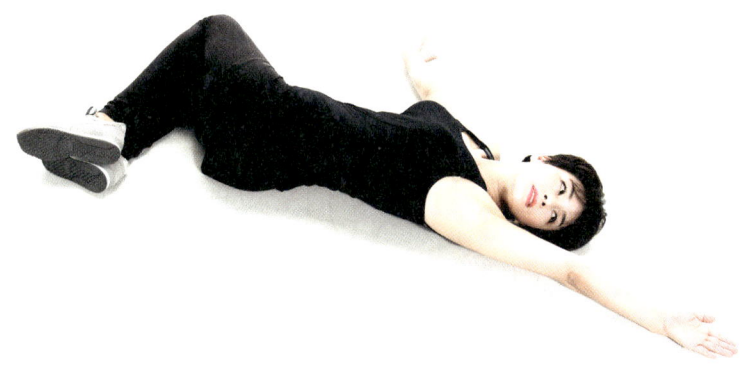

⑥ 앉아서 상체 비틀기

- 오른쪽 다리를 안으로 접고 왼쪽 다리는 뒤로 접어 앉는다.
- 오른발이 왼쪽 허벅지 안에 닿은 상태에서 오른손은 바닥을 지탱하고 왼손은 오른쪽 어깨 위에 올려놓는다.
- 오른쪽 어깨 방향으로 천천히 몸을 비튼다.(3회 반복, 반대쪽 동일)

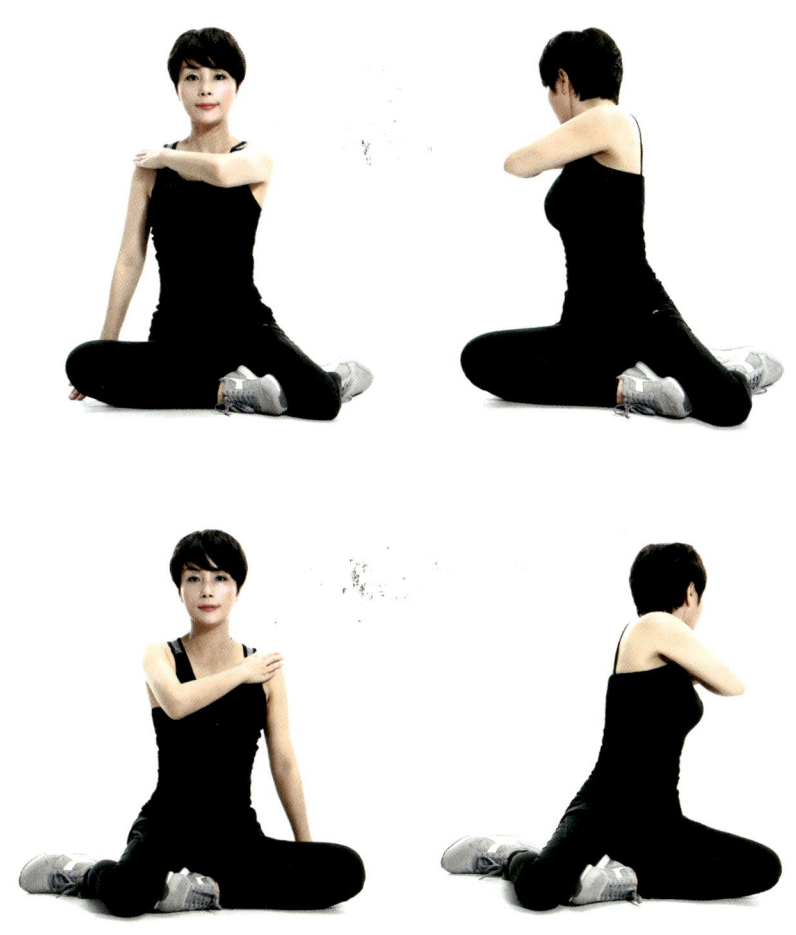

Chapter 4 • 근육 밸런스를 되찾아주는 운동

골반 균형 운동

① 다리 겹쳐 골반 비틀기

- 똑바로 누운 자세에서 양팔을 벌리고 긴 다리 위에 짧은 다리를 포갠다.
- 긴 다리 방향으로 골반을 비틀면서 머리는 반대 방향으로 돌린다.

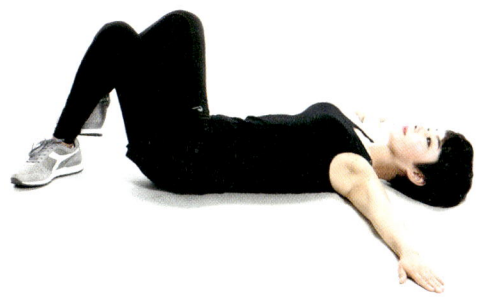

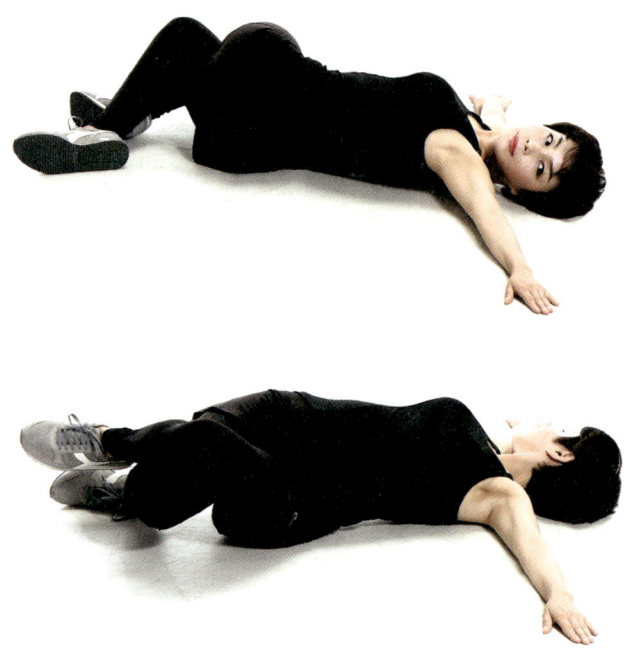

② 다리 접어 골반 안으로 모으기

- 다리를 90도로 접고 어깨 넓이로 벌려 똑바로 눕는다.
- 오른쪽 다리를 왼쪽 다리 허벅지 방향으로 모은 상태에서 5초 동안 유지한다.(3회 반복, 반대쪽 동일)

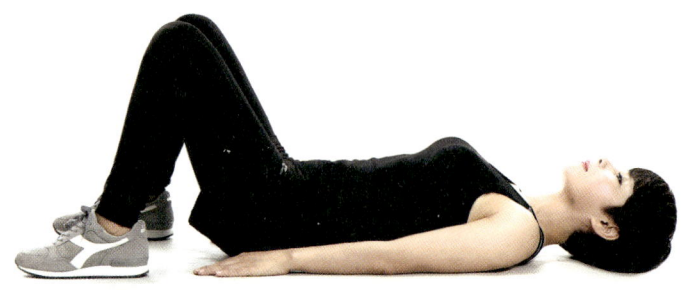

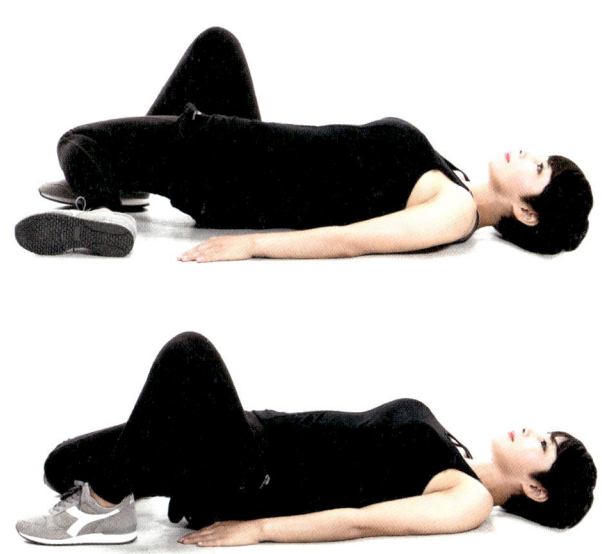

③ 다리 뻗어 상체 숙이기

- 양쪽 다리를 곧게 펴고 상체를 세운다.

- 긴 다리 쪽 엉덩이를 뒤로 당겨 앉는다.

- 양손을 모아 긴 다리 바깥 부분에 닿을 때까지 숙였다가 편다.(3회 반복)

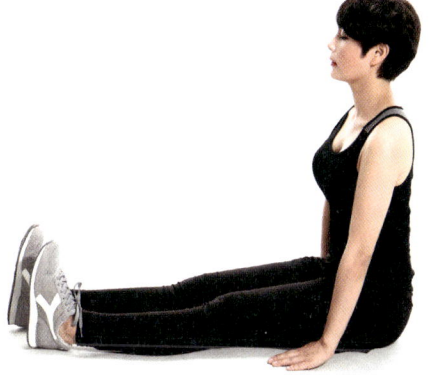

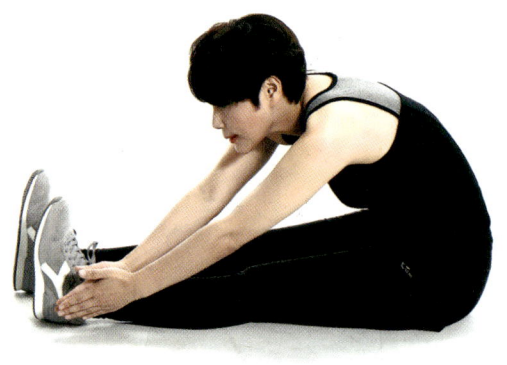

④ 엎드려 무릎 세우고 골반 흔들기

- 무릎을 90도로 세우고 엉덩이를 긴 다리 쪽부터 흔든다.

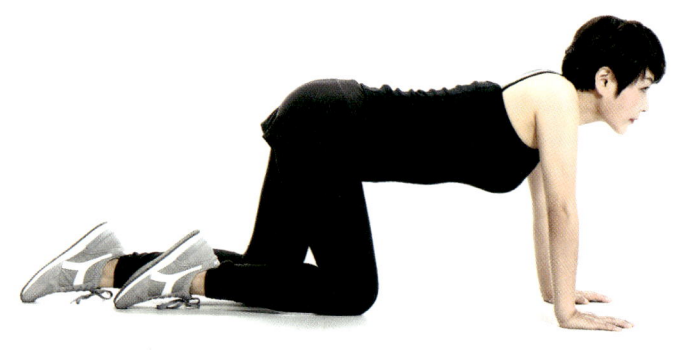

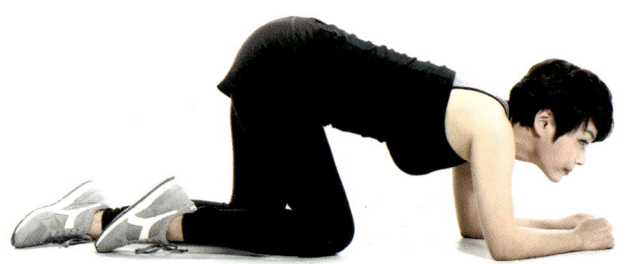

⑤ **무릎 꿇고 머리 숙여 몸통 비틀기**

- 무릎을 꿇은 상태에서 긴 다리를 엉덩이 뒤로 당겨 앉는다.
- 상체를 앞으로 숙여 긴 다리 쪽으로 몸통을 비틀어준다.(3회 반복, 반대 쪽 동일)

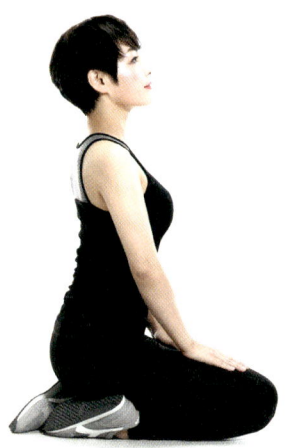

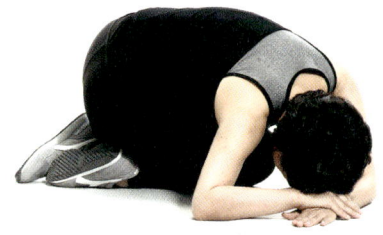 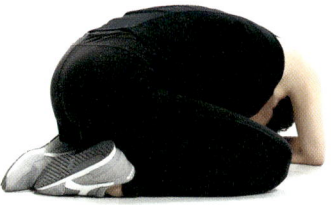

다리 균형 운동

① 다리 모아 엉덩이에 힘주고 무릎 구부리기

- 다리를 모으고 엉덩이에 최대한 힘을 준 상태로 무릎을 구부려 10초 동안 유지한다.(1세트 20회×3세트)

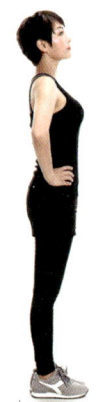 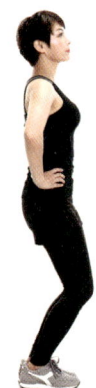

② 다리 넓게 벌려 앉았다 일어나기

- 어깨 넓이로 다리를 벌리고 양팔은 앞으로 뻗은 상태에서 다리를 굽혀 깊게 앉았다 일어난다.
- 앉을 때 두 발보다 무릎이 앞으로 빠지면 안 된다.(10회 반복)

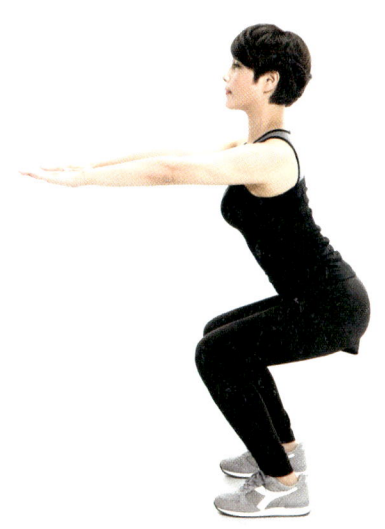

③ 두 발을 사람 인(人) 형태로 모아 무릎 구부리기

- 긴 다리를 뒤로 당기고 짧은 다리는 앞으로 빼 사람 인(人) 모양을 만든다.
- 두 손은 합장하여 모은 다음 허리를 세우고 무릎을 90도로 구부린다. 이때 발 모양이 흐트러지지 않도록 유의해야 한다. 무릎을 구부릴 때에는 엉덩이와 무릎의 각도가 수평이 되어야 한다.

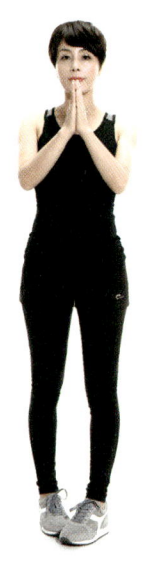
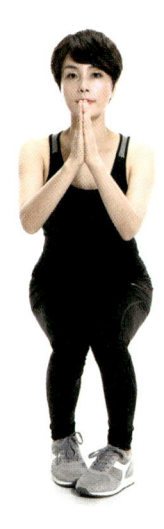

④ 발 모으고 무릎 굽혔다 펴기

- 양 발꿈치를 V자 모양으로 서로 닿게 선다.
- 허리를 세우고 무릎을 90도로 구부렸다 편다.(3세트)

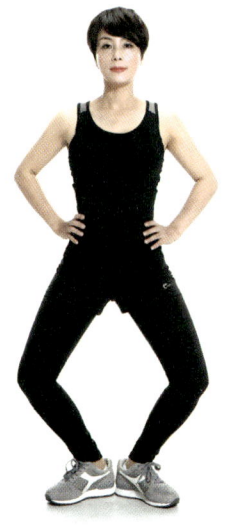
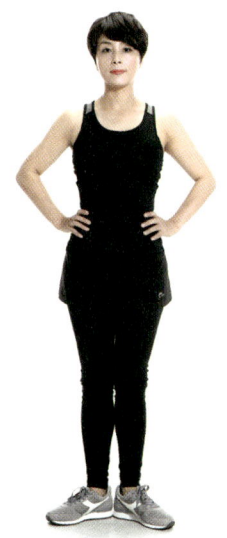

⑤ 엎드려 다리 접어 들어 올리기

- 바닥에 머리를 숙이고 양 손등에 이마를 대면서 엎드린다.
- 엉덩이에 힘을 주면서 두 발을 모아 발뒤꿈치가 엉덩이에 닿도록 접어 들어 올린다.

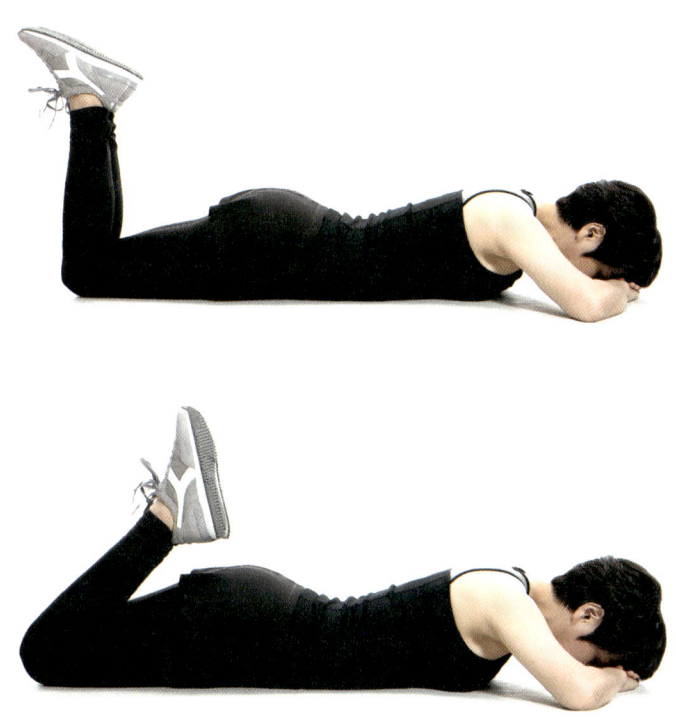

⑥ 옆으로 누워 안쪽 다리 들어 올리기

- 옆으로 누운 상태에서 안쪽 허벅지를 들어 올린다.(3세트, 반대쪽 동일)

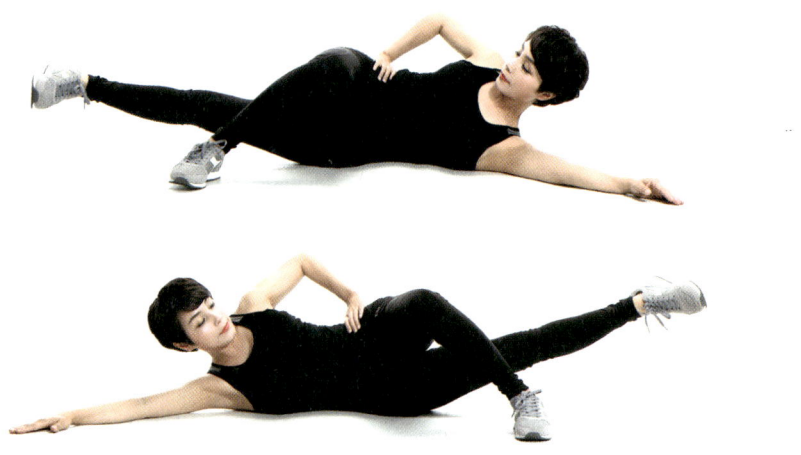

⑦ 벽면에 기대 발목 비틀기

- 벽면에 오른발을 측면으로 댄다.
- 왼발로 지지하며 오른 발목을 벽에 붙인 상태에서 바깥 복사뼈 방향으로 비튼다.
- 발바닥이 지면에서 뜨면 안 된다.(3세트, 반대쪽 동일)

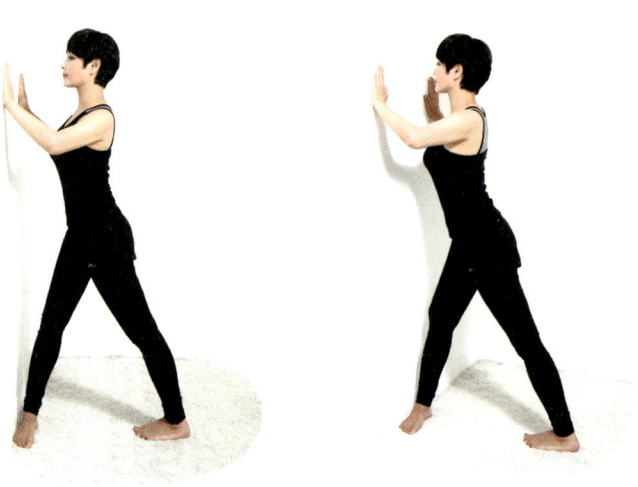

허리 균형 운동

① 누워서 엉덩이 들어 올리기

- 천장을 보고 누운 자세에서 양 무릎을 90도로 접는다.
- 엉덩이에 힘을 주면서 허리를 최대한 들어 올린 다음 10초 동안 유지한다.(10회 반복)

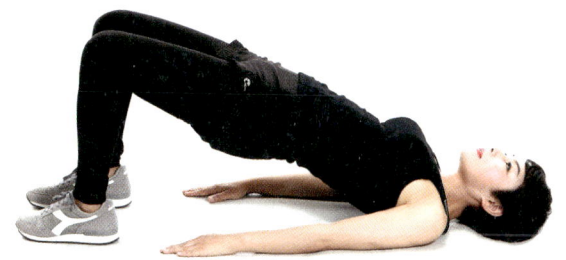

② 누워서 엉덩이와 다리 들기

- 천장을 보고 누운 자세에서 엉덩이를 높이 들면서 한쪽 다리를 번갈아 들어 올린다.(10회 반복)

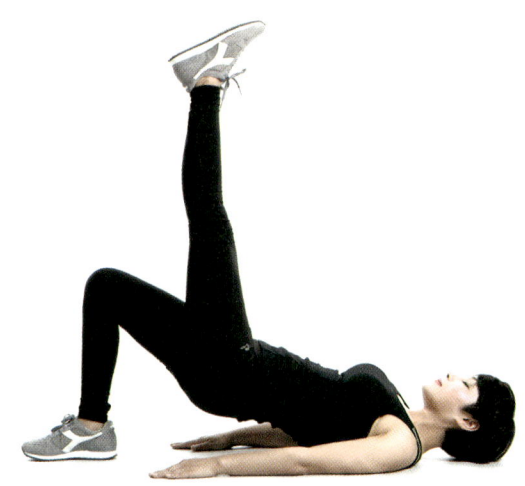

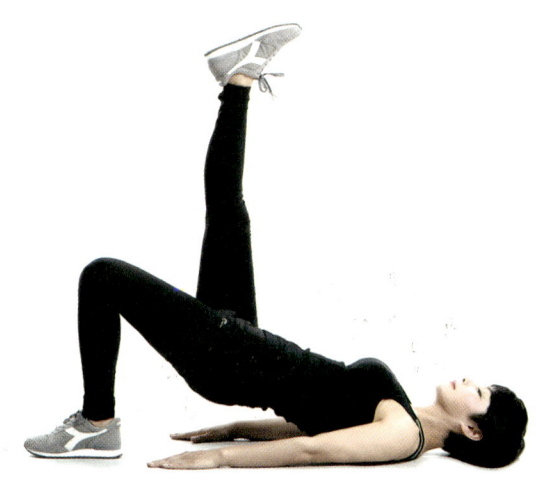

③ 엇갈려 가슴 쪽 무릎 당겨주기

- 천장을 보고 누운 자세에서 오른 다리 무릎을 굽혀 고관절 위쪽으로 오도록 당기며 왼손은 오른 다리 측면으로 뻗는다.(10회 반복)

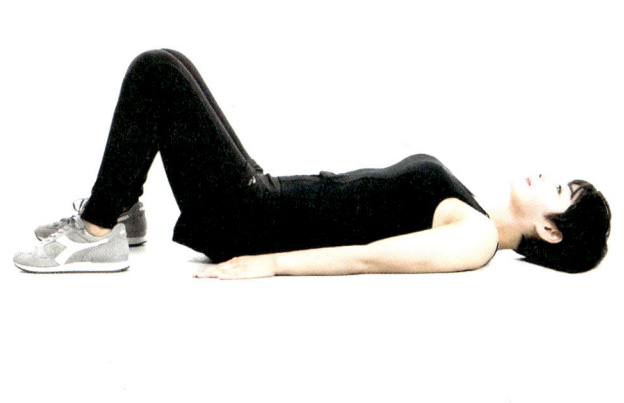

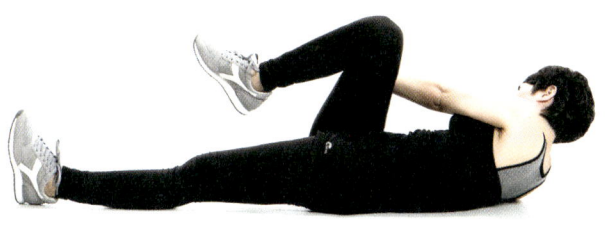

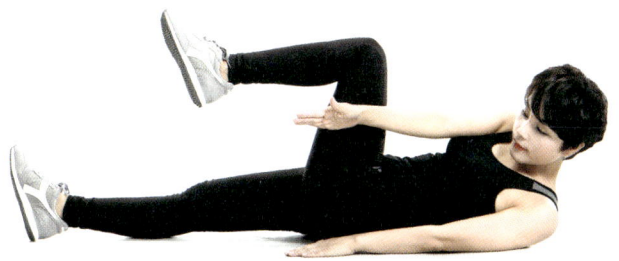

④ 누워서 골반 끌어당겨주기

- 천장을 보고 누운 자세에서 발목을 끌어당김과 동시에 골반을 한쪽 방향씩 위로 당긴다.(10회 반복)

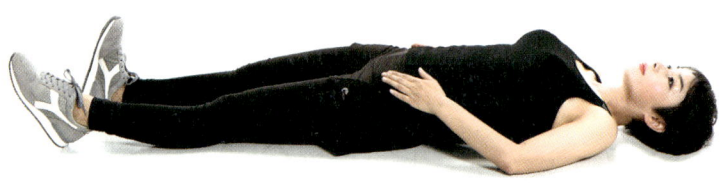

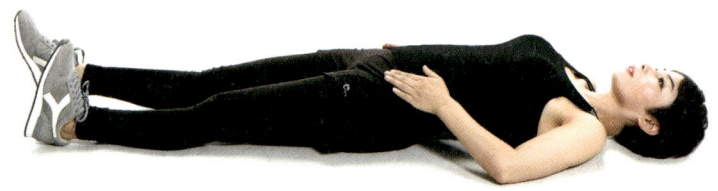

⑤ 팔 굽혀 버티기

- 양팔을 바닥에 대고 ㄱ자로 엎드린다.
- 팔꿈치로 버티면서 엉덩이와 배가 바닥에 닿지 않도록 일직선으로 만든다.
- 상·하체를 일직선으로 만든 상태에서 10초간 버틴다.

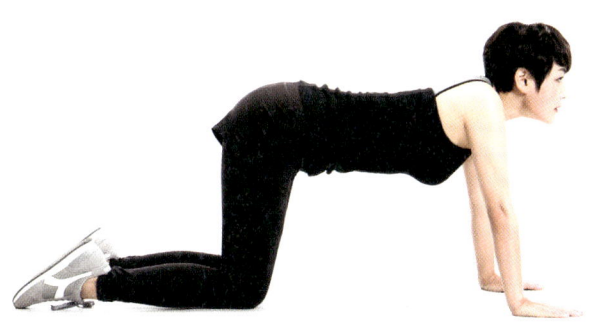

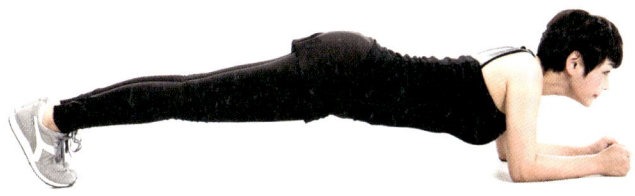

기울어진 목 운동

① 목 회전 스트레칭

- 어깨 너비로 다리를 벌리고 선다.
- 몸통은 고정하고 목을 오른쪽으로 최대한 회전시킨다.(10회 반복, 반대쪽 동일)

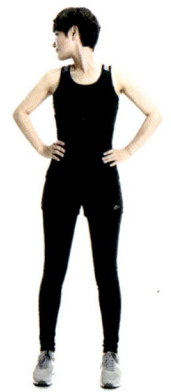
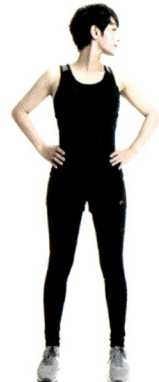

② 손바닥으로 목 버티기

- 기울어진 반대쪽 귀 부분에 손을 댄다.

- 손바닥으로 밀어내면서 머리는 힘을 주어 저항하며 버틴다.

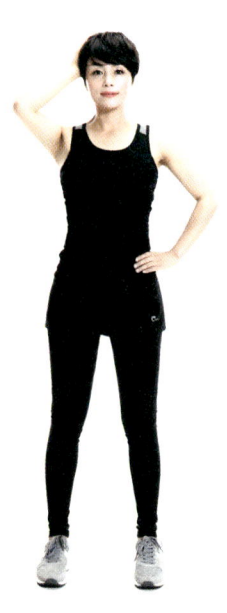

경추 목 근육 스트레칭 ● 팔 근육 스트레칭 ● 어깨 근육 스트레칭 ● 옆구리 근육 스트레칭 ● 허리 근육 스트레칭 ● 허벅지 앞 근육 스트레칭 ● 허벅지 뒤쪽 다리 근육 스트레칭 ● 복부 근육 스트레칭

CHAPTER 5

수건 한 장으로
전신 스트레칭 하기

경추 목 근육 스트레칭

- 똑바로 선 자세에서 경추 목 근육에 수건을 넣는다.
- 다리는 어깨 너비로 벌리고 양손에 수건을 잡고 앞으로 잡아당기면서 목은 버틴다.(5초간 유지)

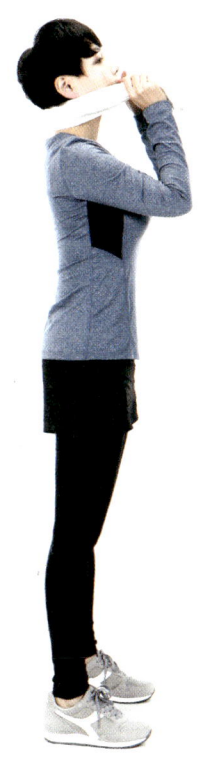
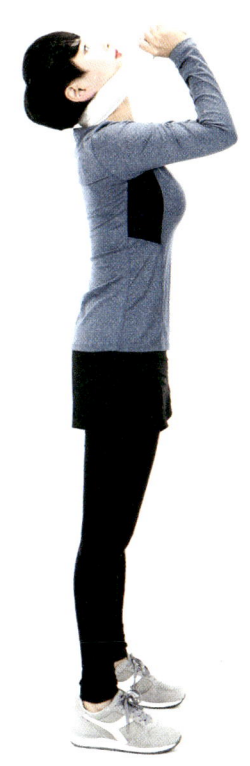

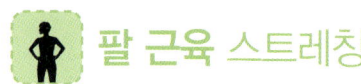 **팔 근육** 스트레칭

- 다리는 어깨 너비로 벌리고 양손에 수건을 잡고 앞으로 뻗는다.
- 양손으로 수건을 잡은 자세에서 머리를 뒤로 젖히면서 양팔을 최대한 당겨 스트레칭 한다.(5회 반복)

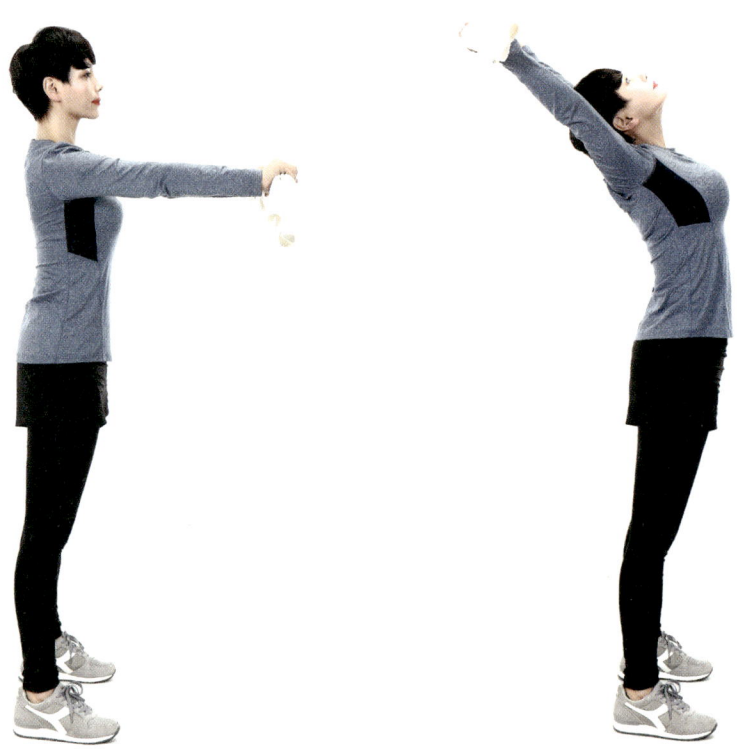

어깨 근육 스트레칭

- 수건을 양손으로 잡고 위로 쭉 뻗은 후 무거운 역기를 드는 것처럼 양쪽 팔꿈치를 옆구리에 붙인 상태에서 최대한 당기며 스트레칭 한다.(5회 반복)

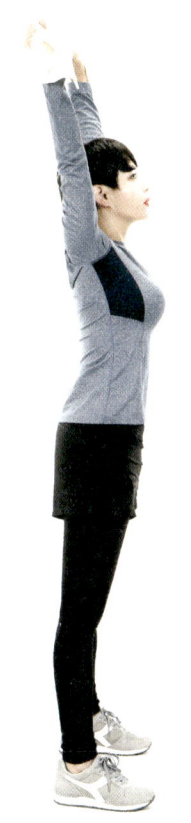
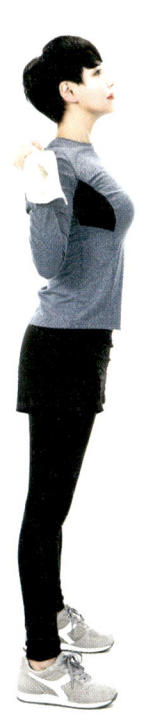

옆구리 근육 스트레칭

- 다리를 어깨 너비로 벌리고 양손에 수건을 잡은 다음 팔을 위로 올려준다.
- 그 상태를 유지하며 오른쪽 옆구리 방향으로 최대한 늘려주면서 스트레칭 한다.(10회 반복, 반대쪽 동일)

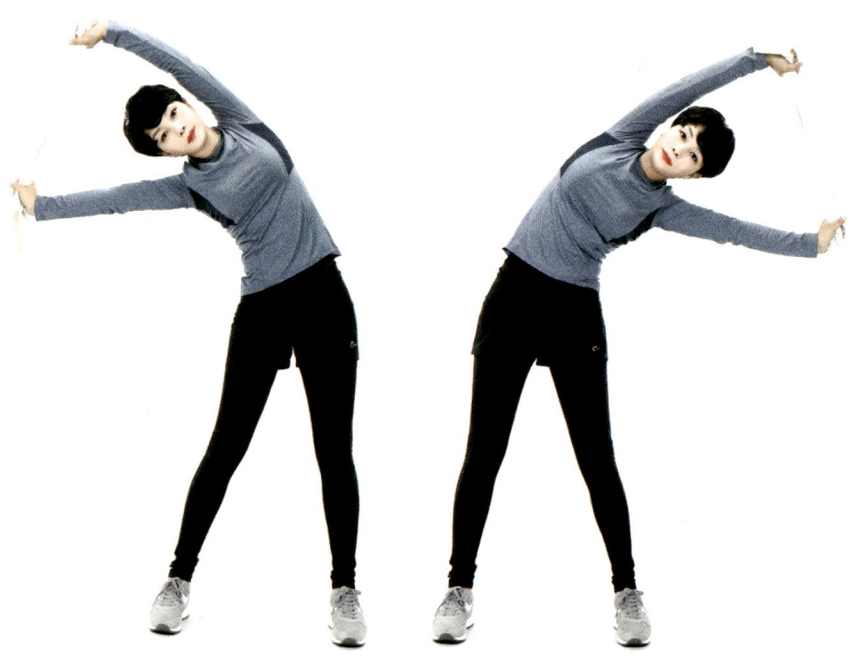

허리 근육 스트레칭

- 다리를 벌리고 서서 양손으로 수건을 잡는다.
- 오른쪽 방향으로 수건을 팽팽하게 잡고 허리를 비틀어준다.(10회 반복, 반대쪽 동일)

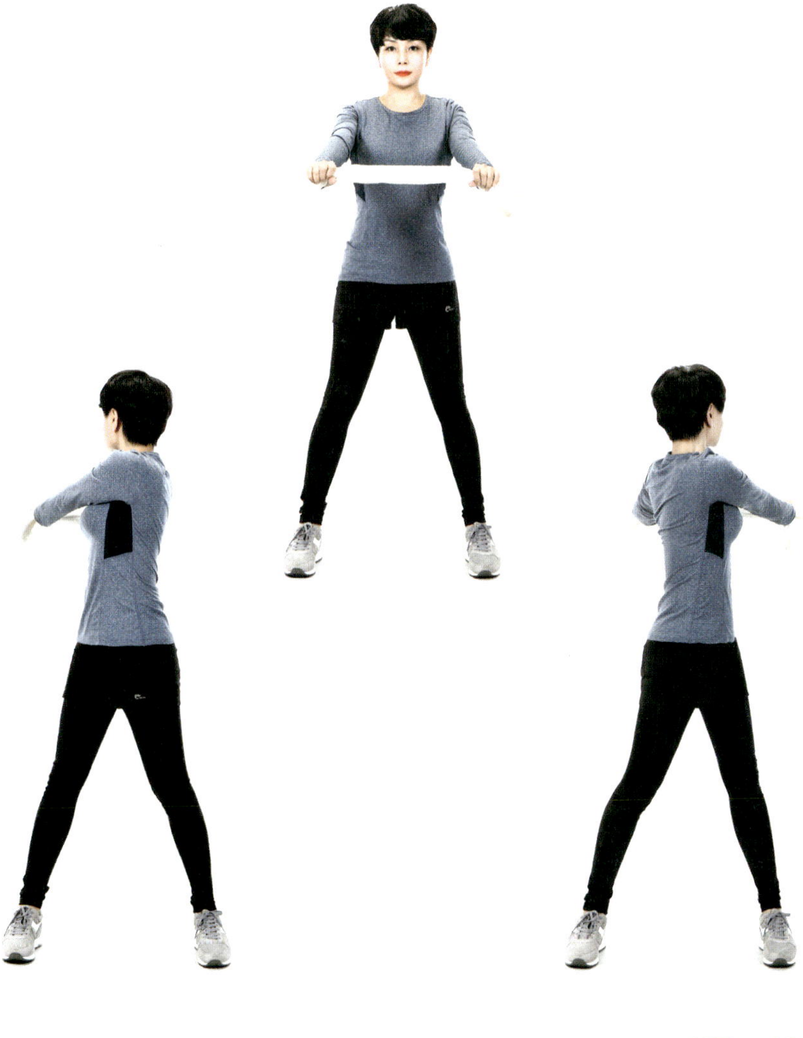

허벅지 앞쪽 근육 스트레칭

- 엎드린 자세에서 두 다리를 모은 후 발목에 수건을 넣는다.
- 양손으로 수건을 잡아당기면서 상체도 함께 들어 올린다.(5회 반복)

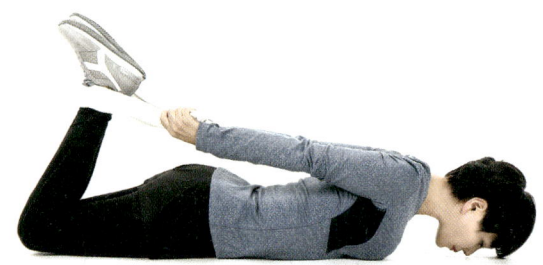

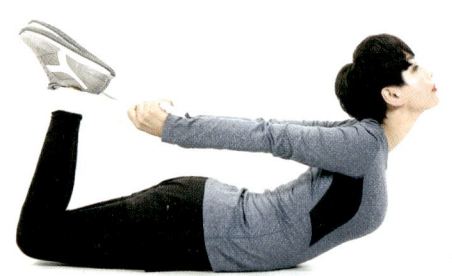

허벅지 뒤쪽 근육 스트레칭

- 양다리를 뻗고 앉은 상태에서 수건을 발바닥 중간 부분에 놓는다.
- 오른쪽 다리를 들어 올려 발바닥 중간 부위에 수건을 놓고 허벅지 뒤쪽 다리를 최대한 쭉 펴주면서 스트레칭 한다.(반대쪽 동일)

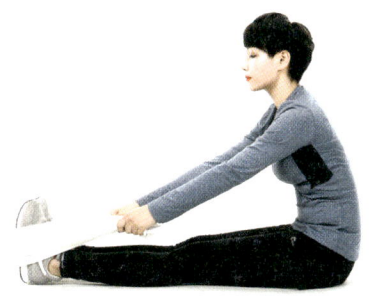

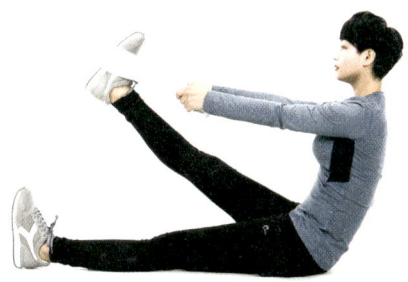

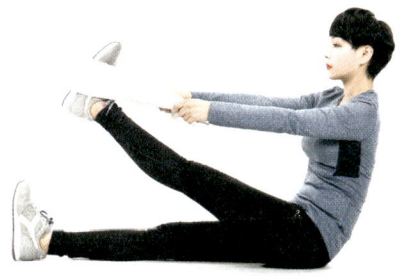

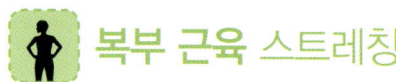
복부 근육 스트레칭

- 바닥에 누운 자세에서 수건을 목 뒤에 넣는다.
- 양손으로 수건을 당기면서 오른쪽 팔꿈치와 왼쪽 무릎을 끌어당기면서 X자로 교차시킨다.(20회 반복, 반대쪽 동일)

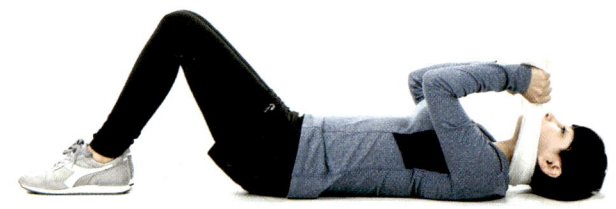

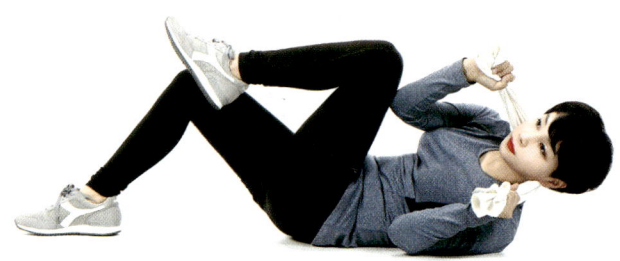

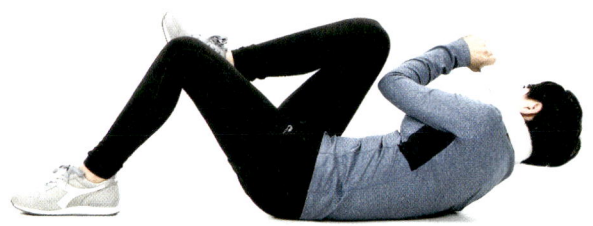

체형 교정으로 통증에서 멀어지는 초간단 셀프 마사지

1판 1쇄 펴낸날 2017년 4월 25일

지은이 | 송숙현
펴낸이 | 나성원
펴낸곳 | 나비의활주로

기획편집 | 권영선
본문디자인 | 나준희
표지디자인 | ALL DESIGN GROUP
일러스트 | 정혜민

주소 | 서울시 강북구 삼양로 85길, 36
전화 | 070-7643-7272
팩스 | 02-6499-0595
전자우편 | butterflyrun@naver.com
출판등록 | 제2010-000138호

ISBN 979-11-88230-01-3   13690

※ 이 책은 저작권법에 따라 보호받는 저작물이므로 무단 전제와 무단 복제를 금지하며,
   이 책의 내용을 전부 또는 일부를 이용하려면 반드시 저작권자와
   도서출판 나비의활주로의 서면 동의를 받아야 합니다.

※ 잘못된 책은 바꿔 드립니다.
※ 책값은 뒤표지에 있습니다.